课外悦读·基础提高

青少年必知的医学知识

MEDICAL KNOWLEDGE THAT TEENAGERS MUST KNOW

最新鲜的百科知识　前所未有的想象力激发方式　最酷炫的探秘信息

胡郁 编著

中国出版集团
现代出版社

图书在版编目（CIP）数据

青少年必知的医学知识 / 胡郁编著 . — 北京：现代出版社，2012. 9（2024.1）

ISBN 978 – 7 – 5143 – 0720 – 7

Ⅰ. ①青… Ⅱ. ①胡… Ⅲ. ①医学 – 青年读物②医学 – 少年读物 Ⅳ. ①R – 49

中国版本图书馆 CIP 数据核字（2012）第 204018 号

青少年必知的医学知识

编　　著　胡　郁
责任编辑　张桂玲
出版发行　现代出版社
地　　址　北京市安定门外安华里 504 号
邮政编码　100011
电　　话　010 – 64267325　010 – 64245264（兼传真）
网　　址　www. 1980xd. com
电子信箱　xiandai@ vip. sina. com
印　　刷　三河市人民印务有限公司
开　　本　710mm × 1000mm　1/16
印　　张　14. 5
版　　次　2012 年 10 月第 1 版　2024 年 1 月第 9 次印刷
书　　号　ISBN 978 – 7 – 5143 – 0720 – 7
定　　价　59. 80 元

前言 PREFACE

青少年必知的医学知识

医学是处理健康相关问题的一种科学，以治疗和预防生理和心理疾病和提高人体自身素质为目的。

中国是一个具有悠久历史的医学古国，早在春秋时期就有了人类的第一部医学著作——《黄帝内经》，明、清时期是中医学理论的提高阶段。如明代楼英的《医学纲目》和王肯堂的《证治准绳》，清代吴谦等编著的《医宗金鉴》和陈梦雷主编的《古今图书集成·医部全录》等。清代王清任著《医林改错》，注重实证研究，纠正了古医籍中关于解剖知识的某些错误，肯定了“脑主思维”，发展了瘀血理论。温病学说的形成和发展，标志着中医理论的创新与突破，吴有性著《温疫论》，叶天士著《温热病篇》，吴鞠通著《温病条辨》等；在药物学研究方面，李时珍著的《本草纲目》，总结了16世纪以前中国药物学研究的成就。由此可见我国医学的悠久历史和中国人民的聪明智慧！

本书从医学常识的角度出发，简要介绍包括青少年的生理发育、健康提醒以及疾病防治和日常保健、健美瘦身、心理健康等方面的知识！

本书语言精妙，知识性强，适于广大青少年朋友以及社会各个行业的人士阅读和参考。下面，就让我们一起进入医学的殿堂之中，尽情地学习吧！

CONTENTS 目录

青少年必知的医学知识

QINGSHAONIANBICHIDEYIXUEZHISHI

健康提醒

疾病防治

日常保健

生活急救

瘦身美容

心理健康

认知误区

综合问答

青少年必知的医学知识

医学常识

QINGSHAONIAN BIZHI DE YIXUE ZHISHI

皮肤有什么作用？胃酸有什么作用？什么是免疫系统？心脏为什么能不停地跳动？这些我们常见的问题，你真的了解多少？你知道什么是叶酸？你知道无机盐有什么作用？你了解食物如何被消化吸收吗？你明白B超为什么能诊断疾病？如果对上述问题，你的脑海里浮现出问号，那么就让我们一起走进第一章，带你进入医学常识的海洋，让我们一起揭开医学知识的神秘面纱，感受那来自于医学世界的芬芳！

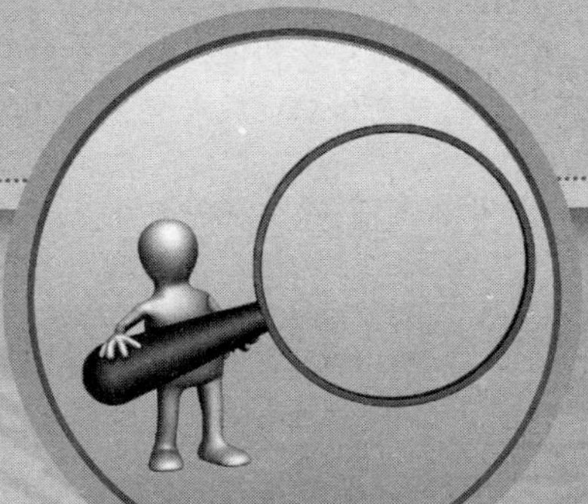

皮肤有什么作用

皮肤分三层。从外向内数分别为表皮、真皮、皮下组织。

表皮是由许多死去的细胞像砖头砌墙一样地堆起来的。表皮里没有血管，没有神经，因而弄破了表皮既不会流血也不会疼。手脚上的老茧就是皮肤角质层堆积而成的表皮。由于表皮的细胞排列得很紧密，且又角质化，所以一般的细菌是无法侵入的，因而表皮是人体抵抗各种病菌侵袭的第一道天然防线。

真皮里有血管和神经，真皮里的这些神经有许多是管人们的感觉的，比如冷觉、热觉、痛觉、触觉等。真皮富有弹性，能经受一定的摩擦和挤压，对内部组织有一定的保护作用。真皮内有大量血管，这些血管的收缩和舒张又能控制人体热量的散发。

皮下组织中含有大量的脂肪，具有保温作用和缓冲外界压力的作用。

另外，皮肤的皮脂腺分泌油脂，滋润皮肤和毛发；皮肤中还有汗腺可以排汗、散热、降温，且汗液中还有少量的盐和尿素，使排汗兼有排泄的作用。

还有就是表皮中含有黑色素细胞和一种胆固醇，前者能阻挡紫外线穿过皮肤，后者在日光下会变成维生素 D，而维生素 D 可防止缺钙。

知识小链接

真　皮

真皮位于表皮深层，向下与皮下组织相连，与后者无明显界限。真皮由致密结缔组织组成。其内分布着各种结缔组织细胞和大量的胶原纤维、弹性纤维，使皮肤既有弹性，又有韧性。

唾液有什么作用

唾液是由大大小小的唾液腺分泌的，受大脑皮层的控制。成人每天平均要分泌 1 ~1. 5 升的唾液，所以，人在一天中，总是时不时地咽唾液，只是因为注意力集中在工作、学习、游乐等上面，没有感觉到罢了。

人的口腔里始终保持着湿润，这就是唾液不断分泌的结果。特别是饥饿时见到食物，唾液分泌还会加速。那么唾液的作用仅仅是滋润一下口腔吗？不！唾液的功能多着呢！

除了水分外，唾液中含有唾液淀粉酶、蛋白质、免疫球蛋白、氨基酸、激素，以及钠、钾、氯等无机物。

唾液是消化液。它含有的淀粉酶，能使淀粉类食物一进入口腔就开始了消化过程。

唾液是溶解剂。它有湿润和溶解食物的功能。

唾液是滋润剂。我们说话、发声，要靠声带、咽喉、舌头、牙齿、嘴唇，但是没有唾液，要顺顺利利地说话，那是不可能的。

唾液是清洁剂。可以清除口腔中的食物残渣和异物，保持口腔清洁；唾液中含有溶菌酶和免疫球蛋白 A，具有杀菌消毒的作用，能随时消灭口腔内的细菌。

另外，唾液又是保护剂。唾液中的碳酸氢钠和黏蛋白，进到胃后，可中和过多的胃酸，并附着在胃黏膜上，形成一层保护层，以增强胃的消化功能。

最后，值得特别提一下的是，唾液对食物中的某些致癌物质具有解毒作用。所以，有人甚至称唾液为“天然防癌剂”。一些医学科学家提议，每口食物起码应该咀嚼 30 秒钟，让唾液与食物充分混合，这不仅有助于消化，还可以充分“瓦解”那些致癌物质。

胃酸有什么作用

胃的内容物呈酸性，这是由于胃腺分泌的盐酸（又称胃酸）所致。盐酸具有多种重要生理作用：它能激活蛋白酶原，供给胃蛋白酶所需要的酸性环境；它可使食物中的蛋白质变性而易于分解消化；它还可杀死随食物进入胃内的细菌；它进入小肠后还可以促进胰液、肠液和胆汁的分泌，有助于消化吸收。

盐酸是由胃腺的壁细胞分泌的。胃内有大量的胃底腺，它主要由壁细胞、主细胞、颈黏液细胞、未分化细胞和内分泌细胞等组成。主细胞分泌胃蛋白酶原，这种酶原必须在酸性条件下才能转化成胃蛋白酶，发挥消化作用。颈黏液细胞分泌黏液，严密覆盖在胃的内壁上，构成一道防御屏障，保护胃壁不受盐酸的侵蚀和不被胃蛋白酶消化。

盐酸具有强烈的腐蚀性，倘若不小心沾到皮肤上一点就会把那块皮肤烧烂。所以胃里的盐酸浓度很淡，要不早就把胃给蚀烂了。胃内的盐酸有两种存在形式：一种是处于游离状态，称为游离酸；另一种是与蛋白质结合在一起，称为结合酸。壁细胞一直在不停地加工生产盐酸，但是加工生产的速度在一天之内不是恒定不变的，也就是说生产的盐酸数量一天之内有小小的波动，入睡后几小时达高峰，清晨醒来之前最低，天天如此。

基本小知识

盐　酸

盐酸，亦称氢氯酸，是氯化氢的水溶液，是一元酸。盐酸是一种强酸，浓盐酸具有极强的挥发性，因此盛有浓盐酸的容器打开后能在上方看见酸雾，那是氯化氢挥发后与空气中的水蒸气结合产生的盐酸小液滴。盐酸是一种常见的化学品，在一般情况下，浓盐酸中氯化氢的质量分数在38%左右。同时，胃酸的主要成分也是盐酸。

怎样看待人体中的微生物

微生物的个体大小只有千分之一毫米左右，人们必须使用显微镜才能看到它们。这类小生物分布特别广泛，在土壤、水乃至空气中都有它们存在，真可以说是无孔不入。微生物这个大家族的主要成员是细菌、病毒和真菌。

提起细菌和病毒，人们往往会感到一种危险。其实绝大部分微生物对人是无害的，有些微生物对人还有益处；仅有一小部分微生物对人的健康有害，能使人感染或得传染病。这些能使人生病的微生物叫作病原微生物或致病性微生物。人只有接触病原微生物才有可能感染疾病，大家如果注意讲究卫生，尽量少接触它们，就会少受其害。不过，人并不是一接触病原微生物就感染疾病，因为正常人体具有免疫功能，能够识别和清除它们。

什么是免疫系统

免疫学的中心法则是识别“自身”和“非自身”，新的观点认为，免疫系统主要识别“危险信号”。1798 年英国人琴纳开始使用牛痘预防天花，但是实际上中国在 11 ~ 16 世纪的时候，就开始使用人痘预防天花。使用人痘有一定的危险性，而牛痘则是无危险的。

免疫学的进步对人们的健康起到了巨大的作用，1979 年世界卫生组织宣布在全世界消灭了天花，这是人类消灭的第一种疾病。100 年来共有 17 届 26 人因为免疫学的研究成果获得诺贝尔奖。现代免疫学的研究领域非常广阔，与人体健康息息相关。人的免疫系统有防御、稳定和监视的功能，分别起不同的作用。免疫系统和神经系统有类似之处，具有记忆性、特异性和反应性。我们平常注射的各种疫苗就是利用了记忆性的功能。

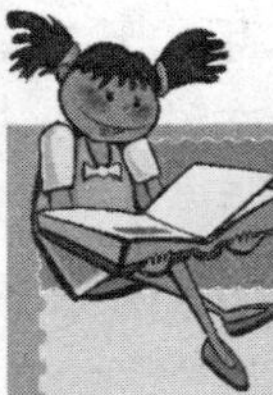

拓展阅读

淋　巴　结

淋巴结是哺乳类动物特有的器官。正常人浅表淋巴结很小，直径多在 0.5 厘米以内，表面光滑、柔软，与周围组织无粘连，亦无压痛。当细菌从受伤处进入你的机体时，淋巴细胞会产生淋巴因子和抗体有效地杀灭细菌。结果是淋巴结内淋巴细胞和组织细胞反应性增生，使淋巴结肿大，称为淋巴结反应性增生。能引起淋巴结反应性增生的还有病毒、某些化学药物、代谢的毒性产物、变性的组织成分及异物等。因此，肿大的淋巴结是人体的“烽火台”，是一个报警装置。

人的免疫器官有胸腺、骨髓、淋巴结、脾脏等。胸腺和骨髓是中枢免疫器官，其他的为外周免疫器官。免疫细胞有淋巴细胞、单核/巨噬细胞、粒细胞和树突状细胞等。各种细胞功能不同，其中淋巴细胞最为重要。

免疫方面的疾病有免疫缺陷、变态反应、自身免疫病及器官移植排斥等。免疫缺陷可导致感染、肿瘤等疾病；而变态反应最为人们熟知的就是过敏，如青霉素过敏、哮喘等。

人体怎样抵抗病原微生物

首先，人体健康、完整的皮肤和黏膜具有机械阻挡及排斥作用，能够防止病原菌侵入。这种屏障结构保护机体免受大量微生物的危害。由于外伤或其他原因，某些病原菌突破皮肤和黏膜进入体内组织后，人的吞噬细胞可以把病原菌吞进细胞内，进行杀伤消化。同时，人体内的补体和溶菌酶等成分也将发挥溶解、破坏病原菌的作用。因为皮肤黏膜、吞噬细胞和补体等对病原菌的作用无选择性，所以称为非特异性免疫。非特异性免疫能够随时排斥和清除多种病原菌，在防止感染的发生上起主要作用。

如果某种入侵的病原菌毒力较强，仅靠非特异性免疫就难以抵抗，这时需要特异性免疫来协同作战。特异性免疫的功能主要由淋巴细胞及其产物完成，其主要特点是对病原菌的作用有针对性，即特异性。淋巴细胞在准确地识别特定的病原菌及其毒性产物之后，释放出抗体和淋巴因子。抗体特异性地与病原菌及其毒性产物结合，结合后第一可以中和毒性，第二能促使吞噬细胞和补体目标明确地杀伤这些病原菌。淋巴因子能够招引大量吞噬细胞聚集到有病原菌的部位，并且活化这些细胞，使之吞噬和杀伤病原菌的能力大大增强。由于特异性免疫集中了机体的免疫力量针对特定的病原菌，因此作用更加有效，在阻止感染的发展上起主要作用。

另外，特异性免疫还具有记忆性：一部分淋巴细胞接触病原菌后，形成记忆细胞，当再次遇到相同的病原菌时，这些记忆细胞便立即释放出大量抗体和淋巴因子，从而迅速有力地消灭再次入侵的病原菌。预防接种依据的就是这种记忆性。

为什么说扁桃体是机体防御的“信号灯”

扁桃体是咽部主要的淋巴器官，左右各一，形状似卵圆形，位于腭舌弓和腭咽弓之间的三角形扁桃体窝内。扁桃体的内部结构较复杂，主要由许多淋巴滤泡、支架组织及扁桃体隐窝等构成。扁桃体处于呼吸道和消化道的交通要塞，又是外界病菌等侵入呼吸道的必经之地，再加上扁桃体内的淋巴细胞在病原体入侵后便会做出积极反应，因此扁桃体有人体防御的“信号灯”

和“卫士”的美称。

扁桃体是咽喉部抵御病原体入侵的主要力量，也是阻止病菌侵入呼吸道的第一道防线。当病原菌侵入咽喉部时，扁桃体中的淋巴细胞会毫不退缩地和病原体做坚决的斗争，为此扁桃体本身要付出很大的代价，如血流增加，病原体引起的炎性渗出及淋巴细胞浸润、增殖导致了扁桃体充血、肿大、包膜紧张，其中的淋巴细胞在和病原菌的激烈战斗中，随着病原体被消灭，部分淋巴细胞也奉献出自己的生命。以上就是患急性扁桃体炎症病人感到咽痛、扁桃体发红肿大甚至化脓的病理基础。

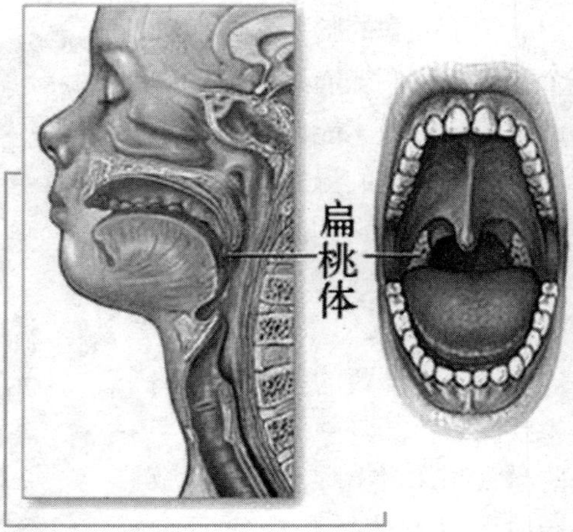

扁桃体

其实，在健康人的咽部及扁桃体隐窝内都存在某些病原体，如乙型溶血性链球菌 A 组及腺病毒等，在机体防御能力正常时，不会引起扁桃体炎症，但当某些因素使机体抵抗力降低，原先潜伏着的病原菌就会大量繁殖，外界的病原体也会乘虚而入，这样就可能引起急性扁桃体炎等。引起机体抵抗力降低的因素有：受凉、过度疲劳、体质变得虚弱、过度吸烟饮酒、有害气体刺激呼吸道等。因此，发生急性扁桃体炎也是提示机体防御能力降低的一种信号。

什么是激素

激素是由内分泌腺分泌出来的。内分泌腺又称无管腺，因为这些腺体的分泌物并不进入分泌管而是直接进入血流。某些器官例如肝脏和肾脏也产生激素，但体内的大多数激素都来自腺体。

在多种多样的激素中，每一种都对身体产生特殊的效果。一般说来，激素的功能是调节身体的内部活动，例如生长和营养、食物的储藏和利用，以及各种生殖过程。如果腺体分泌过量或不足，一个人的外貌就有可能变得不正常了。

位于颅底的脑下垂体包含两个部分。我们知道其中一部分所产生的一种激素能促进生长。

脑下垂体的另外一部分则产生两种激素，它们调节对水和脂肪的利用、血压，以及体内的热量。

在每一个肾的顶部还有两个重要的腺体。其中一个腺体产生的激素叫作肾上腺素。这种激素同血压以及情绪和应急反应有关。一个人激动或者受惊吓时，这种激素分泌就增加。

身体内还有其他腺体，它们产生的激素关系到一个人的表现像个男性还是像个女性。所以，激素同人的身体和健康有极大的关系。

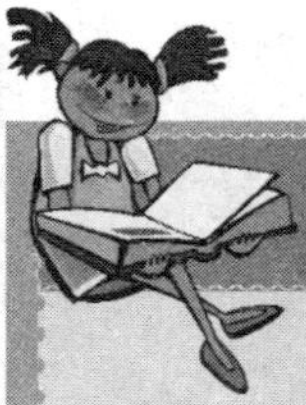

拓展思考

内分泌腺

没有分泌管的腺体称为内分泌腺。它们所分泌的物质（称为激素）直接进入周围的血管和淋巴管中，由血液和淋巴液将激素输送到全身。人体内有许多内分泌腺分散到各处。有些内分泌腺单独组成一个器官，如脑垂体、甲状腺、胸腺、松果体和肾上腺等。另一些内分泌腺存在于其他器官内，如胰腺内的胰岛、卵巢内的黄体和睾丸内的间质细胞等。内分泌腺所分泌的各种激素对机体各器官的生长发育、机能活动、新陈代谢起着十分复杂而又十分重要的调节作用。

为什么流血会自动止住

人体的血管分为动脉、静脉和毛细血管三种。动脉多分布在身体较深的部位，管壁厚，弹性大，管内血流速度快。静脉有的与动脉相伴行，位置较深；有的分布较浅，可用肉眼看见，如手臂或其他部位可看见的一条条青筋就是静脉。和动脉相比，静脉的血管壁薄，弹性小，管腔大，血流速度慢，有静脉瓣膜。毛细血管是连通最小动、静脉之间的血管，它数量多，分布广。毛细血管的血管壁由一层上皮细胞构成，血流速度很慢，我们割破了点皮，一般只破了毛细血管或小血管，所以能自行止住，如割破了大血管要自行止住就难了，那就要去医院治疗。

那么，毛细血管或小血管出血为什么能自行止血呢？原来，血液是由血浆和血细胞组成。血浆是淡黄色的半透明液体，含91%～92%的水，7%左右的蛋白质，0.1%左右的葡萄糖，0.9%左右的无机盐等等。血浆的主要功能是运载血细胞、运输养料和废物。血细胞包括红细胞、白细胞和血小板。血浆中的某些成分和血小板与止血有关。

血液从伤口流出后，发生了三件大事。首先，小血管在受伤后立即收缩，若破损不大即可使血管封闭；其次，血管内膜损伤，暴露出来的内膜下组织，可以激活血小板和血浆中的凝血系统，由于血管收缩，使血流暂停或减慢，有利于激活的血小板黏附于内膜下组织并聚集成团，成为一个松软的止血栓以填塞伤口；再次，在受伤局部，血小板所释放出来的和血浆中存在的血液凝固物质能引起一系列化学变化，使原来溶解于血浆中的纤维蛋白原转变成不溶性的纤维蛋白。纤维蛋白像细丝一样交织成网，并把血细胞网罗在内，使液体血液变成凝胶状态的血块。小血块堵住了伤口，有效地制止了出血。

心脑电波是怎样产生的

人体中的大脑和心脏能发出电波，其实除此之外，内耳听声、视网膜接受视觉、胃肠活动、子宫收缩时，都能出现电现象，而肌肉更是发电的集中场所，看来人体真有点像台发电机了。

医学家将这些电流总称为“生物电”。但这种电流非常微弱，所以尽可放心，它绝不会伤人的。

不论是大脑，还是心肌或骨骼肌，它们都由各自的结构构成。在细胞的外围有一层薄薄的膜，叫作细胞膜。细胞膜以内，含有以钾离子为主的细胞液；膜外，又有以钠离子为主的细胞外液，包裹着细胞。我们知道钾和钠都是电解质，细胞内外，它们的深度不同，细胞外略带正电，细胞内略带负电，人体内的任何一个细胞在安静时都处于这种状态。

但如果刺激一下人体细胞，情况立即会发生变化。顷刻之间，有大量钠离子通过细胞膜进入到细胞内，细胞内部就会忽然涌人大量的带正电荷的钠离子。这时，只要用微电流计测量一下，细胞内原为负电位（具体数值为－90毫伏），现在却变为正电位（这时确切数值可能达到20～40毫伏）。细胞膜上的这种电位改变，会由受刺激的一端开始，逐渐沿着细胞膜扩展，这就如同给平静的水面投进了一块石子，水面出现了涟漪，涟漪会慢慢地由近及远一点一点地扩散开来。微弱的生物电就这样产生了。

等整个细胞膜这一变化完成之后，涌入细胞内的钠离子，又返回到细胞外，钾离子也有移动，等这些离子浓度恢复原状以后，一切又像未产生生物电前的平静状态。

而医学家设法将这种生物电放大后记录下来。于是，记录心脏收缩、舒张时的电流，称为心电图；记录脑神经电兴奋活动的，称为脑电图。此外，还有肌电图、视网膜电流图等。医学家利用所记录的生物电，就可以进行生理现象的研究，而医生们则用这些描记所得的图形，来诊断疾病、观察治疗效果等。

心脏为什么能不停地跳动

心脏停止跳动往往是生命终结的标志，的确，人只要有一口气，心脏就会跳动。一个正常人，如果以心跳每分钟 70 ~ 75 次计算，则一个活了 70 岁的人，一生中心脏要跳动 26 亿次左右。

心脏为什么能不知疲倦地工作呢?

首先，从表面上看，心脏似乎没有一刻休息，其实不然。心脏的工作，就像我们用气筒往车胎里打气，而它却是往血管里打血。它一收缩，就像个握紧了的拳头，血液就从它的室内往血管里冲去；然后，它就舒张，像松开的拳头一样。这样一缩一张，是很有规律的。收缩是心脏在工作，而舒张则是它的休息过程。

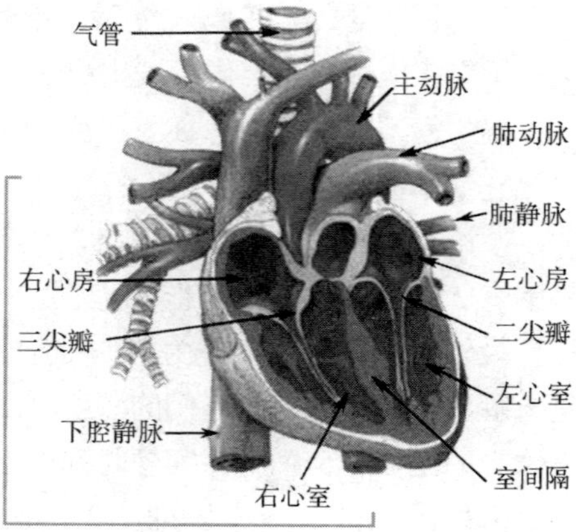

心脏示意图

其次，心脏这种有节律、有次序的收缩，有赖于心脏肌肉中一种特殊的传导系统来维持，这种特殊的传导系统是由特殊的心肌纤维组成的，它的起点位于大静脉进入右心房的部位。这是一个密集的组织团，称为“窦房结”，它犹如发报机一样，每隔一定的时间，便向外发出一次兴奋或冲动，这种冲动波沿着传导系统向心房肌肉传播，并到达心房和心室之间的房室结。由这里，再次分出神经肌肉纤维，分别走向左右心室，称为左束支和右束支。这样，从窦房结发出的兴奋和冲动，就传到心肌的每一条纤维、每一个角落，这样，心脏就能整体有规律地跳动起来了。

最后，心脏的这种规律性的跳动，是完全由神经中的自主神经系统来控制的，它不受人的意志支配，但它会受到如体温、年龄、情绪等因素的影响。这种影响都是通过神经和内分泌系统发挥作用、自动控制的。

血型是怎么回事

人的血型有许多种，最常见的是 A、B、O 血型。大约在 1900 年，奥地利的一位血液专家和他的学生发现，人血浆中有一种叫“凝集素”的化学物质，而红细胞上有一种叫“凝集原”的化学物质，凝集素分为抗 A、抗 B 两种，凝集原也分为 A、B 两种，当相同的凝集素与凝集原相遇（例如 A 凝集原遇到抗 A 凝集素）时，就会发生凝集反应，红细胞会皱缩、变形、堵死血管，使血液失去输氧功能，严重的会发生生命危险。

但是正常人每种血型血液中含的凝集素与凝集原都不一样，亦即不会“自相残杀”。A 型血，即指红细胞上含 A 凝集原、血浆中含抗 B 凝集素的血液；而把红细胞上含 B 凝集原、血浆中含抗 A 凝集素的血液叫作 B 型血；凡血浆中不含任何凝集素，而红细胞上既有 A 凝集原又有 B 凝集原的血液为 AB 型血；如果红细胞上不含任何凝集原，而血浆中既有抗 A 凝集素又有抗 B 凝集素的，则为 O 型血。

> **你知道吗**
>
> **红细胞**
>
> 红细胞是血液中数量最多的一种血细胞，同时也是脊椎动物体内通过血液运送氧气的最主要的媒介，同时还具有免疫功能。成熟的红细胞是无核的，这意味着它们失去了 DNA。红细胞也没有线粒体，它们通过葡萄糖合成能量。

输血时，为了避免 A 凝集原碰到抗 A 凝集素，或者 B 凝集原碰到抗 B 凝集素，要求同血型输血。如果遇到抢救伤员，而一时又拿不到同型血液的情况下，可以输入少量的异型血。

血液中的红细胞有什么作用

血液之所以呈红色，是因为血液中大量存在的红细胞是红色的。如果没了红细胞，血液呈一种淡淡的黄色。

红细胞里有一种红色的蛋白质叫血红蛋白，它有一个特点，就是很容易与氧气结合，又很容易与氧气分离。什么情况下与氧气结合呢？在氧气浓度高的地方——如在我们的肺里。什么情况下与氧容易分离呢？在氧气浓度低的地方——就是各种组织里。红细胞就像一只只小船，在肺里把货物——氧气装上，到各种需要的组织里，又把货物——氧气卸下，整天忙忙碌碌的。

红细胞能活多久呢？不长，120 天左右。不要怕，虽然红细胞不久就会死去，可我们的红骨髓又会造出许许多多的红细胞来。但是，造红细胞需要大量的铁元素，因为血红蛋白需要铁，如果体内铁元素不够，就不会造出足够的红细胞而出现贫血。所以我们平时要注意多吃些含铁质丰富的食物。

血液中的白细胞有什么作用

在血液中，白细胞的数量要比红细胞少得多，可重要性一点也不亚于红细胞。

在显微镜下看，白细胞比红细胞更大，而且分为许多种，其中以中性粒细胞为最多，它能够吞噬侵入体内的病菌，保护人体的健康。比如身体某处受了伤，病菌乘机入侵，这时就会有大量的白细胞穿过毛细血管壁，聚集在受伤的部位吞噬病菌。

与此同时，伤口周围还会出现红肿现象，这就是我们平时所说的发炎。白细胞在与病菌做斗

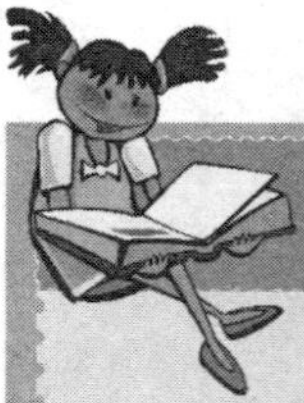

拓展阅读

毛细血管

毛细血管是极细微的血管，管径平均为 6 ~ 9 微米，连于动、静脉之间，互相连接成网状。毛细血管数量很大，除软骨、角膜、毛发上皮和牙釉质外，遍布全身。毛细血管壁薄，管径较小，血流很慢，通透性大。其功能是利于血液与组织之间进行物质交换。

争时，自己也会有伤亡。当一个白细胞吞噬了过多的病菌时，就会“壮烈牺牲”。有时伤口周围会有脓液流出，脓液的主要成分就是“战死”的白细胞。病菌都消灭了，炎症也就消失了。有时为了快些“结束战斗”，或白细胞打不过敌人，我们就用药物来治疗。有的时候，白细胞也吞噬人体自身死亡或变异的细胞。

每当身体内有炎症时，白细胞的浓度都会大大增加。医生也正是利用了这一特点，通过验血查白细胞的数量而知道身体内是否有炎症。

白细胞“战死”后，也一样由红骨髓产生新的白细胞来补充。

知识小链接

白　细　胞

白细胞，血液中的一类细胞。是人体和动物血液及组织中的无色细胞。有细胞核，能做变形运动。白细胞也通常被称为免疫细胞。白细胞一般有活跃的移动能力，它们可以从血管内迁移到血管外，或从血管外组织迁移到血管内。因此，白细胞除存在于血液和淋巴中外，也广泛存在于血管、淋巴管以外的组织中。

人体骨骼是怎么构成的

人有206块骨头。骨骼具有赋形、支持体重、保护体内脏器和运动功能。此外，骨骼也是体内制造血液，贮存钙、磷的器官。根据骨的所在部位，可分为躯干骨、四肢骨和颅骨三大部分；根据骨的外形，又可分为长骨、短骨、扁骨和不规则骨四类。

（1）躯干骨。躯干骨包括脊柱、肋骨和胸骨。①成年人的脊柱由26块椎骨构成，椎骨上有椎孔，全部椎骨的椎孔连在一起构成椎管，里面有脊髓。椎骨自上而下有7块颈椎、12块胸椎、5块腰椎，以及骶骨和尾椎各1块。②肋骨共有12对，胸骨1块。肋骨、胸骨和胸椎共同围成胸廓，保护着肺和心脏等器官。

（2）四肢骨。四肢骨包括上肢骨和下肢骨各1对。一侧的上肢骨由肩胛骨1块，锁骨1块，上臂骨（肱骨）1块，前臂骨（桡骨、尺骨）2块和手骨

（腕骨 8 块，掌骨 5 块和指骨 14 块）27 块组成。两侧上肢骨共 64 块。一侧的下肢有髋骨 1 块，大腿骨（股骨）1 块，膝盖骨（髌骨）1 块，小腿骨（胫骨、腓骨）2 块和足骨（跗骨 7 块、跖骨 5 块和趾骨 14 块）26 块，共 31 块。两侧下肢骨共 62 块。髋骨、骶骨和尾骨共同围成骨盆。足部的跗骨、跖骨和足底的韧带、肌腱共同构成了凸向上方的足弓。

（3）颅骨（头骨）。包括 8 块脑颅骨和 15 块面颅骨。脑颅骨围成的颅腔保护着脑。头骨仅下颌骨能活动，其余的骨都连接得很紧密，不能活动，有利于保护大脑、眼等器官。此外，两侧中耳内各有 3 块听小骨。

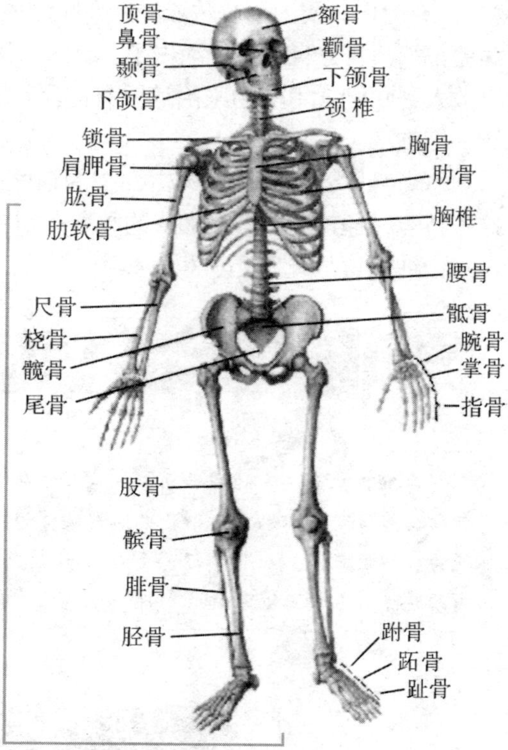

人体骨骼结构图

骨骼系统为全身结构提供基本框架，而以肌肉为动力和以骨头做杠杆组成的运动系统，是一切人类行为的物质基础。

人体七大营养素是什么

人体需要的营养素共有七大类：蛋白质、脂类、糖类、维生素、无机盐、水及纤维素。它们又分为常量营养素与微量营养素。常量营养素包括蛋白质、糖类及脂类；微量营养素包括维生素及无机盐；水及纤维素一般不归入这两类，但却是生命的重要元素。

蛋白质有什么作用

蛋白质是一切生命的物质基础，约占人体总重量的20%，占总固体量的45%，是构成和制造肌肉、血液、皮肤、骨骼等身体组织的主要物质，没有蛋白质就没有生命。

作用：(1) 制造和修复人体组织。构成人体的肌肉、血液、皮肤、骨骼、头发、指甲等人体各种组织和器官，制造新组织，修复损伤组织，如帮助伤口愈合。(2) 构成人体内多种具有重要生理作用的物质，如酶、激素、抗体、血红蛋白等。酶在人体内主要起催化作用，参与人体的各种化学反应。激素在人体内主要起着重要的调节作用，促进和控制身体各种腺体、器官的活动信息。(3) 提供热能。每克蛋白质提供16.7千焦（4千卡）热能。蛋白质的摄取量应占总热能的10%～15%。每天推荐摄入量：成人1.2克/千克体重；儿童到青春期2.5～1.7克/千克体重。

脂类有什么作用

脂类是脂肪、胆固醇、磷脂、脂蛋白、糖脂的总称。脂类是构成人体各种细胞的主要成分之一，其中磷脂和胆固醇是构成所有生物膜的主要成分。脂肪含量占人体总重量的15%左右，最低占13%，最高占50%。动物油提供的主要是饱和脂肪酸，植物油提供的主要是不饱和脂肪酸。

作用：(1) 细胞膜、生物膜的主要成分，固定身体组织和器官；脂肪又是器官、关节的隔离层，可避免摩擦。(2) 供给能量和储存能量。脂肪的摄入量应占总能量的20%～25%。1克脂肪提供37.6千焦热能。每天需要脂肪量70～80克。(3) 促进脂溶性维生素的消化和吸收。(4) 维持体温。

基本小知识

脂 肪 酸

脂肪酸是指一端含有一个羧基的长的脂肪族碳氢链，是有机物。低级的脂肪酸是无色液体，有刺激性气味；高级的脂肪酸是蜡状固体，无可明显嗅到的气味。脂肪酸是最简单的一种脂，它是许多更复杂的脂的组成成分。

糖类有什么作用

糖类是由碳、氢、氧组成的碳水化合物。糖类分单糖、双糖、多糖。单糖是糖类的基本单位，能被人体直接吸收和利用，常见的食物中有葡萄糖、果糖。双糖由两个单糖组成，常见的有蔗糖、麦芽糖、乳糖。双糖基本上能被人体全部吸收和利用。多糖是由多个单糖分子构成的化合物，主要指食物中的淀粉、膳食纤维。多糖需要经过淀粉酶分解之后才能被人体吸收和利用。

作用：(1) 提供能量。主要是提供能量，并可以以糖原的形式储存能量。储存的能量一般在5020 千焦（1200 千卡）左右，即一天的基本能量。人体的60% ~70% 能量靠糖类提供。1 克葡萄糖能提供 16.7 千焦（4 千卡）热能。纯糖（葡萄糖、蔗糖）的摄入应限制在总能量的 10% 以下。1 罐汽水含热能 627.6 千焦（150 千卡）。(2) 构成人体组织。如糖蛋白、核糖、糖脂等。(3) 维持肝脏解毒功能。肝糖原充足时，肝脏对乙醇、砷等有较强的解毒作用。

维生素是什么

维生素是人体维持正常生理功能所必需的一类有机化合物。人体不能自行合成维生素，大部分需要经食物来提供。根据维生素的溶解性质，人们将其分为两类：脂溶性维生素（A、D、E、K）和水溶性维生素（B、C）。

(1) 脂溶性维生素是指只溶于脂肪中，而不溶于水的维生素。所以，如果饮食中脂肪摄入过少，就会影响此类维生素的吸收。

(2) 水溶性维生素是指易溶于水，不溶于脂肪中的维生素。因此，在食物的洗涤、加工时，如过度淘米、遗弃米汤、先切菜后洗菜等，均容易使水溶性维生素流失。

作用：主要以辅酶的形式参与酶的功能，在调节人体广泛的物质代谢过程中起着十分重要的作用。

什么是维生素 A

维生素 A 是一种脂溶性维生素，能有效地保护视力，并有增加免疫力、抗癌的作用。每天维生素 A 的正常摄入量为 1000 毫克。维生素 A 主要存在于动物性食物中，动物肝脏含量最多，其次是奶类、蛋类或鱼类。而胡萝卜、西红柿、菠菜等等植物性食物中的 β－胡萝卜素及其他类胡萝卜素经人体吸收后也可转化为维生素 A。

趣味点击　夜盲症

顾名思义，夜盲就是在暗环境下或夜晚视力很差或完全看不见东西。夜盲症俗称“雀蒙眼”，在夜间或光线昏暗的环境下视物不清，行动困难，称为夜盲症。

若缺乏维生素 A，可影响机体的正常发育，导致生长迟缓，皮肤粗糙、干燥，角质软化，干眼病，夜盲症（夜间视物困难）等。

什么是维生素 D

维生素 D 是脂溶性维生素，能促进钙和磷在肠道的吸收与骨中钙的沉积，有利于骨的钙化，在青少年生长发育过程中起着重要的作用。人体需要的维生素 D 只有部分是从食物中摄取的，大量的是通过紫外线的照射而得到的。含维生素 D 较多的食物有动物肝脏、鱼肝油、禽蛋类。但要注意：补充维生素 D 切不可过量。

若缺乏维生素 D，可引发佝偻病、骨软化症、骨质疏松症等。鱼肝油中含大量维生素 A 和维生素 D。另外，人体皮肤含有的 7－脱氢胆固醇在紫外线照射下可转化为维生素 D。因此，经常参加户外活动，即可保证维生素 D 的供给。

什么是维生素 E

维生素 E，又称生育醇，主要功能是保护生殖系统。此外，还可降低胆固醇、清除体内垃圾，在抗衰老方面也有一定作用。富含维生素 E 的食物有麦胚油、玉米油、花生油及芝麻油等，蛋类、菠菜、红薯等维生素 E 的含量也较高。

什么是维生素 K

维生素 K 是脂溶性维生素，是人体肝脏合成凝血酶原的必要物质。当维生素 K 缺乏时，可引起机体的凝血机能下降，导致人体损伤后易出血或出血不止的现象，女孩有月经量过多的表现。富含维生素 K 的食物有蔬菜、水果等。

什么是维生素 B

维生素 B 是水溶性维生素。这是一个大家族，有维生素 B_1、维生素 B_2、维生素 B_6 等，同样具有增加免疫力的作用。缺乏维生素 B_1 的人易患脚气病；缺乏维生素 B_2 的人可能患口角炎、口腔溃疡，严重的还可能患再生障碍性贫血；缺乏维生素 B_6 则易患某种类型的皮炎等。维生素 B_1 主要存在于谷物中；维生素 B_2 主要存在于动物性食品中，尤以肝、肾、心脏器官中含量最多，其次是奶类和蛋类，绿叶蔬菜中含量也较高。维生素 B_6 则主要存在于蛋黄、鱼、肉、奶、豆中。

维生素 B_{12} 和叶酸能参与体内辅酶的合成及氨基酸的代谢，缺乏时可致贫血、周围神经炎、神经痛等。维生素 B_{12} 含量较高的食物有动物肝脏、酵母、绿叶蔬果等。

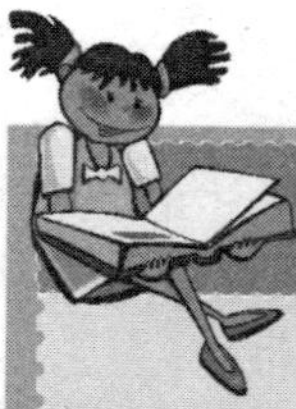

拓展阅读

口腔溃疡

口腔溃疡又称为“口疮”，是发生在口腔黏膜上的表浅性溃疡，大小可从米粒至黄豆大小、成圆形或卵圆形，溃疡面为凹、周围充血。溃疡具有周期性、复发性及自限性等特点，好发于唇、颊、舌缘等。病因及致病机制目前仍不明确。诱因可能是局部创伤、精神紧张、食物、药物、激素水平改变及维生素或微量元素缺乏。系统性疾病、遗传、免疫及微生物在其发生、发展中可能起重要作用。治疗主要以局部治疗为主，严重者须全身治疗。

什么是维生素 C

维生素 C 是水溶性抗生素，又称抗坏血酸。能增加免疫力、防癌、促进伤口愈合、抗衰老，较大量的维生素 C 还有治疗感冒的作用。富含维生素 C 的食物有青椒、甜瓜、花椰菜、苹果。

维生素 C 有助于形成并维持胶原蛋白，加速伤口愈合，防治贫血，促进骨骼和牙齿结构的形成，增强血管弹性。

叶酸是什么

叶酸是维生素 B 复合体之一，相当于蝶酰谷氨酸，最初是从菠菜叶中提取纯化的，故而命名为叶酸。

叶酸对人体的重要营养作用早在 1948 年即已得到证实，人类（或其他动物）如缺乏叶酸可引起巨红细胞性贫血以及白细胞减少症。此外，研究还发现，叶酸对孕妇尤其重要。如在怀孕头 3 个月内缺乏叶酸，可导致胎儿神经管发育缺陷，从而增加裂脑儿、无脑儿的发生率。其次，孕妇经常补充叶酸，可防止新生儿体重过轻、早产以及婴儿腭裂（兔唇）等先天性畸形。

叶酸是一种水溶性 B 族维生素，亦称为维生素 BC 或维生素 M，为机体细胞生长和繁殖所必需的物质，可帮助蛋白质代谢，并与维生素 B_{12} 共同促进红细胞的生成和成熟，是制造红血球不可缺少的物质。在制造核酸（核糖核酸、脱氧核糖核酸）上扮演重要的角色，是人体在利用糖分和氨基酸时的必要物质。

富含叶酸的食物有莴苣、菠菜、西红柿、猕猴桃、草莓、香蕉、动物肝脏、蛋类、黄豆、核桃、栗子、糙米等。补叶酸首选猕猴桃，猕猴桃中含有大量叶酸，有“天然叶酸大户”之美誉。

广角镜

猕猴桃的分类

猕猴桃分为美味猕猴桃和中华猕猴桃两大类，美味猕猴桃表皮毛多而硬，中华猕猴桃表皮毛少而稀疏，常脱落。现在常实用的猕猴桃以美味猕猴桃种类居多，如徐香、金香、秋香、海沃德、哑特、金魁等都是美味猕猴桃。

无机盐有什么作用

无机盐是指人体必需的无机盐营养素。人体不能合成，必须由膳食摄入，用量少但生理作用很大，缺乏就会有相应的症状。无机盐分为常量元素和微量元素。常量元素：指占人体总重量的万分之一以上的元素，包括钙、镁、钾、钠、氯、硫等。微量元素：指占人体总重量万分之一以下的元素，包括铁、铜、锌、锰、硒等。

作用：构成组织，构成酶，构成激素、激活酶，参与代谢，维持渗透压和酸碱平衡，维持神经肌肉的兴奋性等。

钙有什么作用

钙是人体内含量第五多的无机元素，占人体总重量的1.5%～2%，其中99%在骨骼和牙齿中，1%在体液和软组织中。

作用：(1) 构成骨骼和牙齿。(2) 维持渗透压和酸碱平衡，对血压有调控作用。(3) 维持和增强神经传导作用，有安定、镇静作用。(4) 维持和增强肌肉神经的兴奋性，肌肉的收缩需要钙离子的参与。(5) 参与血液凝固，钙离子担负着激活酶的作用。(6) 参与合成胶原蛋白，增加血管和软组织弹性。

在含钙量较高的食物中，除了虾皮，其他大多数看起来很黑。每100克食物中，钙的含量大于300毫克的食物有海带、紫菜、发菜、黑木耳、黑芝麻等。

铁有什么作用

铁是人体中含量最多的微量元素，含4～5克。铁在人体中有两种存在形式：功能性铁和储存性铁。功能性铁存在于血红蛋白、肌红蛋白及含铁酶中，储存性铁以铁蛋白和含铁血黄素的形式存在于肝脏等处。

作用：构成血红蛋白和肌红蛋白，参与氧的运输；构成细胞色素和含铁酶，参与能量代谢。

含铁量高的食物有动物肝脏、血液、瘦肉、鸡蛋黄、黄豆、芝麻酱、木耳和蘑菇。其中木耳每100克含铁185毫克，自古以来，人们就把它作为补血佳品。此外，海带、紫菜等水产品也是较好的预防和治疗缺铁性贫血的食品。

锌有什么作用

锌在人体内的总含量为2.0～2.5克，分布于人体所有组织和器官中。

作用：（1）促进生长发育。（2）促进性器官和功能的正常发育。（3）维持生物膜结构和功能，减少毒素吸收，增强记忆力。（4）参与构成味觉细胞。

含锌较多的食物有牡蛎、肝脏、血、瘦肉、蛋、粗粮、核桃、花生、西瓜籽等，一般蔬菜、水果、粮食均含有锌。平时只要合理安排好饮食，一般不会缺锌。

> **你知道吗**
>
> **核桃被誉为长寿果**
>
> 核桃，落叶乔木，原产于近东地区，又称胡桃、羌桃，与扁桃、腰果、榛子并称为世界著名的“四大干果”。既可以生食、炒食，也可以榨油、配制糕点、糖果等，不仅味美，而且营养价值很高，被誉为“万岁子”、“长寿果”。

水有什么作用

水是人体内体液的主要成分，是维持生命所必需的，约占体重的三分之二。

作用：具有调节体温、运输物质、促进体内化学反应和润滑的作用。水的来源主要是每天所饮用的水，以维持体内所需。水是人类赖以生存所不可缺少的物质，它对人体的重要性甚至可以超过食物。它是构成人体的原料，它能够润滑组织器官并维持它们的形态，它能够维持和调节体温，还能够促进营养物质的消化吸收与代谢。总之，没有水，人体内的许多生命活动便不能进行。当人体失去20%以上的水分时，就会有生命危险。所以说，水是人类的“生命之源”。

纤维素有什么作用

纤维素近年来被列为第七大营养素，被称为“肠道的清道夫”。联合国粮农组织颁布的纤维食品指导大纲指出，健康人每日常规饮食中应有30～50克（干重，指把其中所有水都去掉，剩下的是脂肪、蛋白质、维生素、无机盐等营养物质）纤维素。膳食纤维主要是从植物性食品（谷物及各种瓜果蔬菜）中获得。全麦粉的纤维含量可达25%以上，每人每天只吃200克就可以获得充足的膳食纤维。精白面粉的纤维含量低于5%。大米的纤维含量更低，以米饭为主食的人群纤维缺乏现象更为严重。所以，要想摄入足够的膳食纤维，只能依靠多吃些杂粮。

作用：（1）能与胆固醇、三酰甘油结合，再随粪便排出体外，降低胆固醇、三酰甘油，预防心脑血管疾病。（2）刺激肠蠕动并保持水分，增大粪便体积，软化粪便，促进排便，防治便秘。（3）减缓葡萄糖的吸收速度，防治糖尿病。（4）促进毒素排泄，预防肠癌，并有养颜功效。

食物如何被消化吸收

首先，牙齿会通过切、撕、磨，把大块食物变成小颗粒组成的食团。当食团到了胃肠以后，胃肠道的蠕动又对食团进一步地挤揉，直到变成稀烂的食糜。当然，这食糜中是掺和了各种消化液的。以上的过程一般称为物理性消化。

那么，如何把这些较小的食物颗粒变成人们能够吸收的营养成分呢？这就要靠消化液里的各种酶了。酶就像一把大剪刀，把食物中的蛋白质分子一一切断，使其最后变成人们可以吸收的小分子的氨基酸；把淀粉（米饭、面包中的主要成分）切成麦芽糖，再切成人体可以吸收的葡萄糖；脂肪则被酶切成甘油和脂肪酸。这些酶都有自己的名称，而且分类很严格，切蛋白质的酶不能切淀粉，切淀粉的酶不能切脂肪，甚至把淀粉切成麦芽糖的酶和把麦芽糖切成葡萄糖的酶也不一样。这些酶都来自什么地方呢？它们来自口腔中的唾液、胃里的胃液、肠里腺体的分泌液及胰腺分泌的胰液。以上的过程一般称为化学性消化。

当食物从口腔进入消化道后，在不断地往下输送的过程中，一方面不断被切碎、挤压，一方面也与各种消化液充分混合，一旦被变成人体可吸收的成分，就会被胃和小肠不断地吸收，进入血液运往全身各处；而那些无法被消化的成分，最后就进入大肠，被吸干水分形成粪便后排出体外。

什么是阑尾

阑尾似乎是我们没有它也可以过活的身体的一部分，而且即使它很健全，也对我们起不到什么重要作用。阑尾是一个中空的肠管，8～16 厘米长，终端是密闭的。换句话说，它是一个往哪里都不通的“盲”管。它位于大肠的肠头，腹部的右下部。

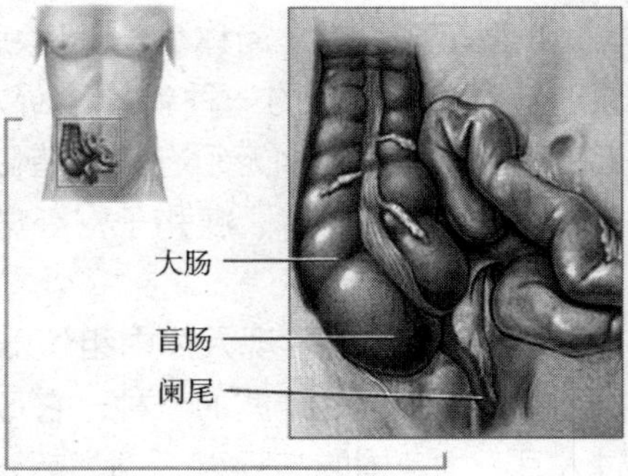

阑　尾

因此，它是个类似大肠分支的东西。阑尾内壁与肠内壁的分层是一样的，内层排放出一种黏液。在内层底下是淋巴组织层，就是在这个淋巴组织中往往出毛病。

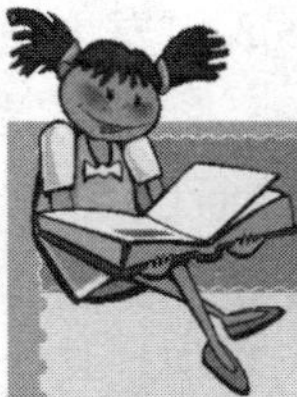

拓展思考

阑　尾　炎

阑尾炎是指阑尾由于多种因素而形成的炎性改变，为腹部外科疾病。它是一种常见病，其预后取决于是否及时的诊断和治疗。早期诊治，病人多可短期内康复，死亡率为 0.1%～0.2%；如果延误诊断和治疗可引起严重的并发症，甚至造成死亡。临床上常有右下腹部疼痛、体温升高、呕吐和中性粒细胞增多等表现。

当人体内出现感染时，这个淋巴组织可能会逐渐膨胀起来。肠子里面的东西能进入阑尾但不能流畅地排压出来。如果这个淋巴组织膨胀起来，阑尾管道里面的东西就可能留下并且变硬。阑尾的静脉很可能被变硬的物质和膨胀的淋巴组织所挤压而变窄。这就会截断血流而可能引起感染。

由于阑尾炎极为常见，因此许多人经常提防着它的症状。典型的症状是疼痛，一触即痛以及腹部右侧痉挛。有时最初是在心窝处感到疼痛，然后集中在右侧，有时转移右下腹痛、压痛、反跳痛。

当一个人得了急性阑尾炎时，最好立即动手术割掉阑尾。这是一种简单的手术，十分安全。

为什么 B 超能诊断疾病

B 型超声诊断（简称“B 超”）就是在现代电子学发展的基础上，将雷达原理与声学相结合的一种新的诊断方法。B 超检查具有准确性高、无损害、无痛苦、无放射性、无须有害的造影剂和比较经济等优点，不仅能检测人体内脏，如肝、肾、脾、胰和子宫等病变，还能用于了解母亲子宫内胎儿的生长发育等情况。

B 超为什么能发现人体内组织器官的病变呢？这还得从 B 超的超声成像原理讲起。超声是声波的一种，它每秒钟的振动次数（频率）很高，产生超过人耳听力范围的高频声（频率超过 20000 次/秒）。超声具有与一般声音共同的物理性质，以纵波的方式和一定的速度在空气、水和固体介质中传导，当遇到障碍物时能够反射产生回声以及可以被介质吸收和减弱。同时，超声还具有一些其他重要的物理特点，如与光线相似的方向性，能够成束发射、直线传导等。

B 超检查就是利用超声的这些特点，由医生和一台 B 型超声诊断仪来完成。B 超既有发射超声的功能，又具有接收反射信号的功能。当 B 超工作时，产生一种相应高频的机械振动，即超声，再由探头定时发射短促的超声信号。医生手握探头在病人所需要检查的部位进行来回探测。由于人体正常组织的密度、声阻抗及吸收系数不尽相同，尤其当抗体组织发生炎症、积液、肿瘤、钙化和气体等时，从器官组织内部反射而来的回声也各不相同。这时，探头能将反射回来的超声信号转换成电信号，再经仪器一系列复杂而精细的处理，转换成该组织器官的断面图像即声像图，在 B 超的屏幕上展现出来。医生就根据这些不同的断面声像图进行综合分析，来确定疾病的性质和部位。

CT 能检查什么病

自从德国物理学家伦琴发现 X 射线以后，X 射线在医学上发挥出巨大的作用，特别是 CT 的出现，更使医学诊断如虎添翼。

CT 的全称叫电子计算机 X 线断层扫描技术，问世于 1972 年。CT 的应用使X线诊断实现了飞跃，过去不能用一般X线检查的部位与内脏器官，现在都可以用CT进行检查，所以人们称CT的发明是X射线发现以来在放射医学领域中的一次最大的进展。

CT最早应用于脑部疾病的诊断，特别是对颅内肿瘤有很高的诊断率，95%以上的脑瘤可由CT检出，它对脑脓肿、脑囊肿也有很高的诊断价值。CT对鉴别出血性中风和缺血性中风更是拿手，因为脑出血在CT图像上出现高密度改变，脑缺血则表现出低密度改变，两者完全不同。

随着CT技术与设备的改进和不断完善，CT又被扩大应用于胸、腹、盆腔、脊柱和四肢疾病的诊断。肝脏是一个巨大的实质性器官，一般的X线摄片难以显示其病变，而CT则能清晰地显示肝脏的肿瘤、囊肿、脓肿等病变。

CT在诊断胰腺疾病方面有很大的实用价值。因为胰腺深藏在后腹腔，一般的X射线和超声波检查常难以清晰地显示，而CT却能较早诊断出胰腺癌、急性胰腺炎以及胰腺的其他疾病。

此外，CT对盆腔的检查，也可提供卵巢肿瘤、子宫肿瘤、膀胱和前列腺疾病的诊断资料。CT对脊柱、脊髓和四肢的检查，能将骨形态、脊椎旁的肌群和周围软组织清楚显示，从而获得有价值的诊断资料。

照X光会损害身体吗

X光在医学上称为X射线，是广泛应用于诊断和治疗的一种手段。健康检查时要用X射线透视胸部。消化系统、心血管系统、骨骼系统有了病，也常用X射线进行检查。有些人在用X射线检查时会产生顾虑：它会不会损害身体健康？

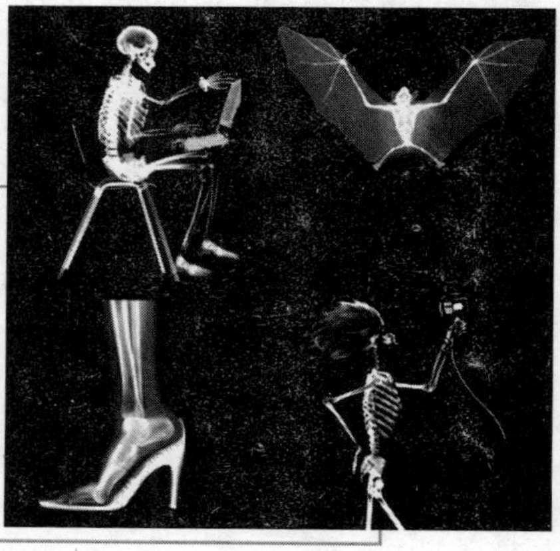

神奇的X光

因为X射线对生物细胞有一定的杀伤破坏作用，所以人体受到X射线照射后，会产生一定的生理反应。过量照射后，还会造成组织破坏，影响生理机能，甚至会引起生命危险。但适量的照射并不会影响人体健康。因为做疾病检查时，X 射线透视和摄影所用的剂量是很小的，在安全剂量之内。医生如需重复摄影或透视，也会考虑延长检查间隔时间。尤其是偶然做一次胸部透视，做一次胃肠道检查，拍一张骨骼 X 射线片或做一次血管造影，更不会引起什么不良反应。同时，为了加强防护，在检查或治疗时，在不必要照射的部位，特别是敏感组织部位，都用铅板或含铅橡皮加以遮盖，并且尽可能缩短曝光时间。所以，在医生用 X 射线进行检查时，你可以不必有什么顾虑。

放射线对人体有什么利弊

放射线是指一些原子核在衰变时发射出的粒子流，这些粒子流可以是带电粒子，如电子、质子、α 粒子；也可以是不带电的粒子，如光子、γ 粒子和 X 射线。放射线可以由一些天然核素自发产生，也可以通过人工核装置产生。一般情况下，人们在日常生活中所接触到的放射线有三个来源：来自地球的放射线；来自地球以外的宇宙射线；来自医疗仪器的放射线。因此，人类时时刻刻都生活在一个有放射性的环境之中。那么，应该怎样认识放射线对人体的影响呢？

由于放射线具有电离、激发、散射和吸收的特性，因此对于生物组织能产生生物效应，使细胞或组织结构中的原子和分子发生电离和激发，使分子键断裂，导致组织或细胞的结构及功能发生严重破坏。由于放射线对生物细胞的破坏程度与细胞自身的增殖能力成正比，因此，放射线损伤最易发生于骨髓细胞和生殖细胞，产生血液病和不育症。有资料表明，大剂量的放射线照射可以诱发癌症，还可以通过遗传影响子孙后代。

那么，放射线是否有万害而无一利呢？事实并非如此。科学家的研究已表明，小剂量的放射线照射可能对人体有利，低水平的放射线照射可以提高动物的繁殖力、增加对疾病的免疫力、延长动物的寿命，经放射线照射后的种子不仅发芽快，而且抗病能力强；此外，由于放射线对增殖能力强的细胞杀灭作用大，因此医学上还通过放射线的照射来杀灭肿瘤细胞。目前放射治疗已成为癌症治疗的三大手段之一，并且已取得了相当好的疗效。

只要我们能正确认识并合理使用放射线，那么，放射线对人体的危害是可以避免的，并且我们还可以利用放射线来造福人类。

生理发育

QINGSHAONIAN BIZHI DE
YIXUE ZHISHI

生理发育是指儿童向成年人过渡的时期，通常人们把青春期与儿童期加以明显区分，区分的界限是“性”的成熟。对于男性来说，性成熟的标志是射精；女性是月经初潮，即第一次来月经。以性成熟为核心的生理方面的发展，使少年具有了与儿童明显不同的社会、心理特征。

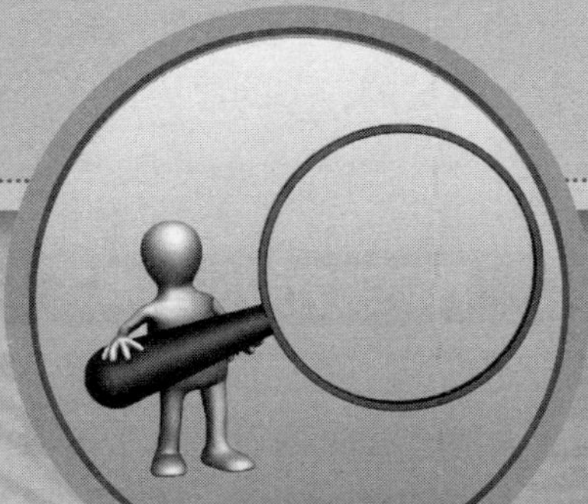

婴儿出生时为什么要啼哭

人们常常以呱呱坠地来形容孩子的诞生，正是哭声宣告一个小生命来到世间。胎儿是通过胎盘由母亲供给氧气，一旦出生，这条通路被切断，孩子就靠自己的肺呼吸了。有刚生下来不哭的，多是身体较弱、发育不好的胎儿，必须在背部敲打让婴儿尽快哭出来，否则孩子会由于缺氧导致脑瘫或者窒息死亡。

第一声哭是肺已张开的表示，如果生下来没有这第一声哭那就麻烦了。生后不哭会引起多种疾病及后遗症。哭与呼吸运动一开始就密切地联系着，有力的哭声就是深呼吸。医生可以通过哭声大小来衡量新生儿的成熟程度：足月产的婴儿哭声洪亮，相反早产儿的哭声很小很弱。我们还能从新生儿的哭声中发现疾病：有先天性心脏病的新生儿哭声小、弱，有时声音发哑；孩子有呼吸系统疾病如肺炎、气管炎时，因为呼吸急促、浅弱，所以哭声又小又弱。

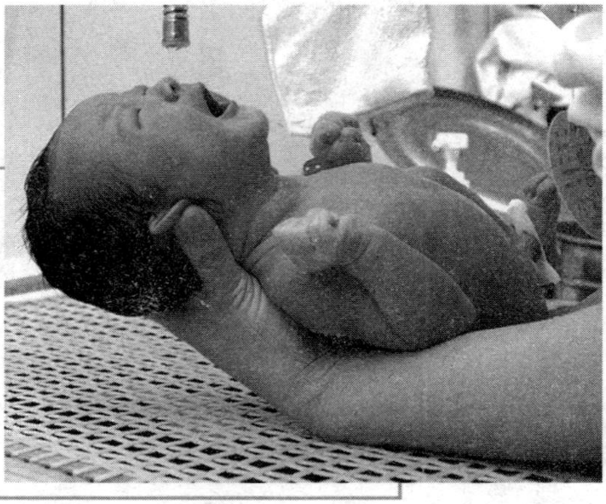

刚出生的宝宝

婴儿是在哭声中一天天成长的，哭的原因很多，当妈妈的应当学会理解孩子这种最原始的“语言”。

青春期有哪些生理变化

青春期是由儿童到成人的过渡时期。在这个过渡时期内，人体的外部形态、身体功能、心理、智力、思想、感情、意志、行为等方面都比儿童时期有明显的发展。青春期主要有三大生理变化：

（1）性功能发育成熟。从生理的角度讲，少年期也即青春发育期。孩子进入少年期后，性腺功能开始成熟和发生作用，第一、第二性征开始出现。第一性征主要指生殖器官的发育特征（即性腺的发育），女性主要是卵巢，男性主要是睾丸。第二性征又叫副性征，主要指男女两性在发育时期从体态等方面表现出来的一些变化，如男少年的声音变粗，甲状软骨开始增大，并且出现胡须；女少年的声调变高，乳腺形成，乳房突起，开始有月经，皮下脂肪增多等。性功能的发育成熟，对少年期学生的心理发展有着重大影响。一是刺激了学生成熟意识的觉醒；二是给学生带来了很多异性交往和性心理卫生方面的问题。

（2）身体外形急剧变化。少年期是学生的身体生长发育的第二个高峰时期。一个人的整个生长发育过程一般有两个高峰时期：第一个高峰时期是从出生到1岁左右。这个阶段儿童的身高体重增长得最快，身高一般从出生时的50厘米左右长到70～75厘米；体重从3～4千克增加到7～8千克。第二个高峰时期就在少年期。一般身高平均每年增加7～10厘米，体重平均每年增加3～5千克。

（3）体内功能迅速健全。学生进入少年期后，性腺功能的逐渐完善和性激素的作用，对人体各器官、各系统的生长发育有着明显的作用。体内功能迅速健全，特别是大脑和神经系统的基本成熟，为少年期学生心理的逐渐成熟提供了物质前提和可能性。

青春期延迟是怎么回事

从性和身体发育的观点看，青少年如果比同龄孩子发育要慢得多的话，则可以认为是“青春期延迟”。标准是：男孩如果在14岁时睾丸还不发育，或在16岁时才出现骨骼生长突增；女孩到了14岁时乳房还未发育，或到15岁才出现骨骼生长突增，则可考虑青春期延迟。如果女孩身体和性发育正常，但无月经来潮，则不应作为青春期延迟的诊断。女子年过18岁而仍无月经来潮，称为“原发性闭经”。这是不正常的，应请医生检查。

引起青春期延迟的原因：

（1）先天因素：一是遗传因素，发育延迟有家族倾向，其父母和亲属中也有生长及性发育延迟的情况。一般身高发育和青春期开始比同龄人晚3～4年。二是内分泌功能异常，如垂体促性腺激素异常导致身材矮小、智力低下的呆小症；先天性促性腺激素缺乏而导致的性器官发育不良，先天性卵巢发育不良性激素缺乏，不能引起乳房发育和月经来潮，同时常伴有其他先天畸形。

（2）后天因素：常与某些疾病有关，如先天性心脏病、慢性腹泻、重症肺结核、营养不良、营养代谢障碍等。尤其是锌元素的缺乏，又称为“锌营养不良性青春期发育延迟”。这些人除了性发育不全外，常伴有矮小、食欲缺乏的现象。某些脑外伤和脑炎后遗症、垂体肿瘤等，都可导致青春期延迟。

（3）心理影响：青春期延迟对青少年男女的心理影响各有不同：男子由于肌肉不发达和身材矮小，缺乏男子汉的气质，常造成社会心理问题；而女性这种心理影响则不明显。因为青春期延迟只是发育时间的推后，随着年龄的增加，这种延迟可能不复存在，而由于营养不良造成的青春发育延迟常伴随着发育不良，对生育有无影响要根据发育不良的程度而定。

什么是性早熟

（1）正常性发育：关于性的发育成熟年龄，我国古代的医学经典《黄帝内经》中早有记载：“丈夫二八肾气盛，精溢泻，阴阳和，故能有子。”又说“女子二七而天癸至，任脉通，太冲脉盛，月事以时下”。明确指出男子在16岁开始排精，并具有生殖能力；女子在14岁左右月经初潮。由于人类物质生活与精神生活水平的提高，现代人的性成熟比古代人提前了两年左右，即男性的性成熟期约在14岁，女子月经初潮则在12岁。

（2）性早熟：一般来说，女孩子8岁前、男孩子9岁前呈现性发育征象即为“性早熟”。据专家介绍，正常性发育有一定的规律：女孩乳房开始发育标志着青春期的开始，然后出现阴毛和外生殖器发育，最后初潮和腋毛出现，整个过程需1.5~6年，平均4年；男孩从青春期开始睾丸增大，随即阴囊皮肤变薄、变红，继而阴茎增长增粗，然后出现阴毛、腋毛、声音低沉和胡须等成年男性体态特征，整个过程需时5年或更久。在第二性征出现时，孩子身高和体重增长加速，女孩在初潮前达到高峰，而男孩则在外生殖器发育以后，较女孩迟约两年。

（3）真假性早熟的区分：①真性性早熟。这是内、外生殖器都提前成熟，也叫完全性性早熟，这样的孩子性发育过程遵循上述正常规律，具有生育能力。②假性性早熟。患儿没有生育能力，只表现为副性征的出现，如单纯的乳房提早发育、外阴生殖器发育、阴道流血等。性早熟无论真假，都可同时伴有身高和体重增长加速、骨骼成长过快和骨骺提前融合，以致孩子在发病初期表现出生长过速、骨龄超前，但最终成人期身高反较矮小，常不足150厘米。

为什么会出现性早熟

真性性早熟的常见原因有特发性性早熟、颅内肿瘤、原发性甲状腺功能低下等。假性性早熟是由于性腺肿瘤、肾上腺增生或肿瘤产生大量性激素，或摄入含有性激素的药物与食物所致。在临床上，真性性早熟只占少数，而大多数患儿均属假性性早熟，大部分可表现为单纯的某一种或几种性发育征象。

调查显示，儿童性早熟的发病率上升与诸多因素有关：

（1）生活水平提高。随着生活水平的提高，孩子的生长发育加速，儿童及青少年普遍比上一代人身材高大，性发育及性成熟有提前趋势。

（2）摄入含有性激素的食物或者误服避孕药。近年来各种保健品及滋补品争相上市，不少家长为给孩子增营养、促长高，将其作为“健康投资”，往往给年幼的孩子长期服用。现已证实，人参、蜂王浆、花粉、鸡胚、蚕蛹、增高素等均存在较多性激素，甚至有促性腺激素样物质，结果促成性早熟。这是个沉痛的教训啊！

（3）环境污染。这是个重要的原因。近年来，国内外已有大量的学者报道，由于洗涤剂、农药及塑料企业向环境排放有害物质及其分解物质，自然界产生了一系

趣味点击　人　参

人参，多年生草本植物，喜阴凉、湿润的气候，多生长于昼夜温差小的海拔500～1100米山地缓坡或斜坡地的针阔混交林或杂木林中。古代人参的雅称为黄精、地精、神草。人参被人们称为“百草之王”，是闻名遐迩的“东北三宝”之一，是驰名中外、老幼皆知的名贵药材。

生理发育

列的环境类激素污染物。

从食物中进入的激素和类激素物质破坏了生理平衡，这可以成为儿童假性性早熟的直接原因。而环境类激素污染物则成为其发病的重要促进因素，这可能是当前儿童性早熟发病明显上升的主要因素。

性早熟有什么危害

（1）影响孩子的身高发育。专家认为，性早熟会影响孩子的身高发育。性早熟的孩子身高偏矮。由于性早熟的孩子体格提前发育，骨骺愈合也提前，虽然开始阶段身材较同龄的孩子高，但最终性早熟儿童的身高低于常人，典型的真性性早熟的患儿往往达不到150厘米。很多性早熟的儿童其实是提前进入青春期，在一段时间内身高可以增长得很快，但是增长时期相对较短，也就是青春期缩短了。性早熟会影响到孩子的身高和心理，使人不再单纯，有各种各样的欲望，可能使人堕落。其危害严重，需要及时治疗。

（2）影响孩子心身健康。性早熟对于儿童的心理发育也会造成影响。性早熟的儿童在生理上已经成熟，但由于年龄太小，受教育不多，他们的心理无法跟上生理成熟的步伐。于是就会出现问题，如发生早恋、早孕或受到性侵犯等。在这方面，对女孩子的影响更为深刻。

（3）影响孩子的性格类型。性早熟还会对儿童的性格造成影响。10岁以前是儿童性格的形成时期，如果发生性早熟，将给他们带来巨大的困惑。性早熟儿童会产生不自在的感觉，还可能遭受同伴的讥笑，产生自卑心理，时间久了，性格将变得孤僻，不愿与人交流和交往。专家认为，自卑和孤僻的性格，加上心理年龄与生理年龄的差异，往往是导致青少年早期出现性犯罪的诱因。

如何树立性健康观念

随着社会的进步，人们对性的神秘感正在逐渐打破。青少年正处于长知识、长身体的重要阶段，其中性器官的发育、性意识的萌动尤为突出，并引起了广大青少年朋友的好奇和重视。因此，青少年朋友树立正确的性健康观念尤为重要。

那么什么是性健康呢？所谓的“性健康”是指生殖器官的解剖结构正常、无疾病，性生理功能、性心理正常，并有健康的性观念和性行为。

（1）生殖器官的解剖结构正常。作为第一性征的男女内外生殖器官解剖形态在正常范围之内，无两性畸形、阴茎短小、包茎、尿道下裂、隐睾、阴道闭锁、子宫和阴道缺如、双子宫、双阴道或其他先天异常。青春期性器官发育良好，第二性征的喉结、乳房发育，以及阴毛、腋毛和其他体毛的分布正常。

基本小知识

双子宫

医学上双子宫是指两侧副中肾管完全未融合，各自发育形成两个子宫和两个宫颈，阴道也完全分开，左右侧子宫各有单一的输卵管和卵巢。

（2）性生理功能正常。是指女性月经周期规律，排卵正常，生育能力完好。男性阴茎勃起和射精功能正常，精液内精子数量、形态、活动能力正常。

（3）性心理正常。性欲正常，性欲指向正常，没有任何形式的性心理异常，具有与社会环境相适应的性欲克制能力。

（4）生殖系统没有疾病。既没有生殖器官的功能障碍，也没有生殖系统的器质性疾病。

（5）健康的性观念和性行为。青少年正处于学习知识、了解社会的大好时机，应把主要精力集中在学习和有益的社会实践活动中，不应该沉湎于追求性的快感中。当然，由于性意识的萌动及性器官的发育成熟，有强烈的性冲动或性好奇是正常的现象。应该注意通过科学合理的方法宣泄自己的性冲动。例如，通过积极参加体育锻炼、参加有益的社会实践活动、欣赏健康向上的文娱艺术等来转移自己的注意力。

如何看待早恋

如果把心理未成熟的青少年比作“青苹果”，那么我们要做的是，用“爱情教育”的营养滋补它，让它在树干的枝叶间正常地发育而自然走向成熟。

我们的爱情教育可以滋养孩子们尚未成熟的心智，为其提供一个可以健康成长的环境。爱情教育就是保护青苹果不至于落地，而让它在果树的躯干上继续汲取营养，等待成熟的一刻。因此，当我们面对早恋束手无策时，其实就应该想到是不是我们的教育方法出了问题。

爱情教育不是去教孩子们如何谈情说爱，而是教孩子们如何在做人的过程中，去拥有人世间这份美好的感情，去获得幸福的人生。如果希望孩子们有着健全的人格、高尚的情操，那我们就不能简单地去阻止所谓的“早恋”的发生，而应该热情地去面对孩子们这个时期出现的情感困惑，引导他们去思考爱情这样一个严肃的情感课题。

无论男孩还是女孩，在此时期，由于兴趣广泛，心理不成熟，认识还很幼稚，情窦初开，很不稳定。事实上，在青春期很少有自始至终两人能保持良好关系的，而这种关系还能促进学习的情况就更少了。所以，老师、家长要耐心地给他们降温，令其兴奋点转移，引导他们从“恋爱”转到友谊、正常交往方面来。让他们之间比理想、比学业，经常同老师、家长谈心、交流，减少男女生单独见面的机会，扩大交友面，不要总局限在小圈子里；多几个男生多几个女生在一起，既培养了集体意识，又避免了男女生的单独相处。

我们并不是盲目地、一概地反对男女生相处。在青春发育期，男女生由于性生理与心理的变化，他们之间会出现奇妙的吸引力，有着强烈的相处愿望。此时家长和老师要给予充分的理解，并加以引导。如前所述，把这种吸引力化作前进的动力，使他们在学习上互助、研讨中相处。同时，利用这一时期的生理、心理特点，为发挥积极作用而多做些工作，切不可粗暴干涉、训斥。

人的身高由什么决定

首先，人的身高与遗传有关。一般父母个子高，他们子女的个子也会高。但并不是所有高个子父母生的孩子都能长高个儿，这得看爸爸妈妈传给孩子的基因了。

其次，身高也与后天的营养和锻炼有关。处在生长发育阶段的青少年应注意摄入多种营养物质，满足身体的需要。锻炼能够促进身体健康，也能够减慢骨后软骨钙化，有利于长个子。青少年要多锻炼身体，注意劳逸结合。

再有一个极为重要的因素就是体内生长激素的水平。在脑底部的中央，有一个类似球形的腺体，这就是脑垂体。虽然它仅有豌豆大小，重量也只有 0.5 克，但它分泌的激素不但可以调节人的生长和发育，而且还像指挥官一样指挥着其他许多内分泌腺如甲状腺、肾上腺、性腺的活动。如果垂体发生疾病，人的正常生长发育就要被扰乱。在垂体分泌的多种激素中，与青少年密切相关的是生长激素，它主管着身高和发育。

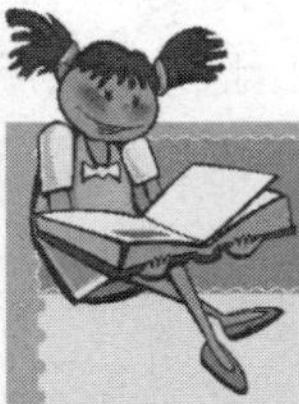

拓展思考

甲　状　腺

甲状腺是脊椎动物非常重要的腺体，属于内分泌器官。在哺乳动物它位于颈部甲状软骨下方，气管两旁。

有时生长激素分泌过高或过低，会出现巨人症或侏儒症。这有的与遗传有关，有的是因为脑部受伤，也有的病人是垂体或垂体附近长了肿瘤。但无论是什么原因，只要在幼年时期将体内生长激素控制在正常水平，那么成年后身高就会正常。

如果生长激素过少，就需要补充这种激素。现代医学的发展已经可以人工合成这种生长激素并用来治疗了。如果发现生长激素异常是由于肿瘤引起的，需要早期手术切除肿瘤。

矮身材父母会生出高个子子女吗

常常可以看到，在一些父母个子较高的家庭中，子女也往往较高，尤其是父母身材较高的运动员家庭中常会培养出一些优秀的高个子运动员。但不可否认，在高个子父母的家庭中，有时会有矮个子的子女出现；而矮个子的家庭中，有时也会有高个子的子女出现。

造成这种情况涉及两个方面：（1）人的身高往往受到环境因素的明显影响。当人在生长发育时处于有利于长高的生活环境（如气候适宜、营养丰富、运动锻炼等），人就容易长高；而处于不利的环境中生活时，其生长发育与长高就易受到影响。（2）人的身高又受遗传因素的影响，人类有好几个遗传基因决定人的身高。当父母传给子女的遗传基因中有利于长高的基因多一些时，孩子往往会长得高一些；反之则会长得矮一些。总之，人的身高既受环境因素影响，又受遗传因素影响。由于每个人所处的环境条件不同，父母传给下一代的决定身高的基因也有所不同，因此下一代的身材高矮是千变万化的。但总的来说，高个子父母的子女身高者比较多。

为什么女人一般比男人矮些

一般说来，女人比男人矮的居多。当然也有个别男人特别矮，但这毕竟是少数。

一个人的高矮决定于他骨骼的长短，尤其是下肢骨头的长短。不信你去看，一高一矮两个人坐在一条板凳上，上半身长短差不了多少，可是把腿伸直摆在一道，却差一大截儿。所以，平常我们叫身材高的人“长脚”，叫身材矮的人“矮脚”，不是没有道理的。正因为一个人的身体高矮主要表现在腿的长短上，所以女人矮，男人高，关键问题也在于下肢骨骼的发育。

小孩出世以后，由于下肢骨的发育增长，身高当然会不断增加。不过，身体的发育有它一定的规律，并非年年一样，而是呈波浪式增长。第一年，小儿身高显著增加，达 23 ~ 25 厘米之多。第二年仅增长 10 厘米。以后长得越来越慢，第三年 8 厘米，第四、五年各增长 4 ~ 6 厘米。如果出生时小儿的身高是 50 厘米，那么，5 岁时大约增加 1 倍，为 100 厘米。到六七岁时，人又长得快些，每年 8 ~ 10 厘米。这以后一直到青春期前，生长速度开始减慢，每年只不过长 3 ~ 4 厘米。所谓青春期，就是通常所说的“发育期”。这时候，标志性别的特征出现，男孩、女孩迥然不同。女孩一般从11 ~ 12岁开始发育，男孩比较迟，大概落后两三年。在这段时间里，身高的增加又变快，每年可增长 5 ~ 7 厘米。待到十七八岁，青春期结束转入青年期后，身高的增加全靠脊柱的增长。脊柱的增长慢而持久，因此，身高增加也减速。男孩的生长发育虽然开始得晚，但生长速度超过女孩，并且结束得迟。一般女性在 19 ~ 23 岁，男性要到 23 ~ 26 岁身高才停止增长，所以女人比男人矮的居多。

为什么会长青春痘

一般认为，到了青春期以后，体内雄激素的分泌量逐渐增多，雄激素刺激皮脂腺肥大，皮脂分泌增多，容易使毛囊的皮脂腺导管角化阻塞，皮脂淤积于毛囊内，产生局部隆起。由于这时的毛囊内相对缺氧，粉刺棒状杆菌在低氧条件下可以产生浴脂酶，分解皮脂中的甘油三酯，产生游离脂肪酸，侵蚀并破坏毛囊壁，刺激其皮，引起毛囊及周围的炎症反应。

此外，饮食中的脂肪过多，气候炎热使皮脂腺分泌增多，以及某些化学物质的刺激，都可促进痤疮的发生。

痤疮就其本身来说，不是什么要紧的疾病，一般不需要特殊治疗。随着年龄的增长，体内雄激素的水平逐渐平稳，痤疮会逐渐减少并愈合。长了痤疮后一般不要使用油脂类的化妆品，饮食中也应减少脂肪的摄入量。要经常清洗，保持皮肤干净，以免继发细菌感染。对痤疮形成的结节，千万不能挤压，以免局部细菌扩散，导致全身性感染。

痤疮是生长发育时期经常出现的生理现象，它也是人进入青春期的一种象征。

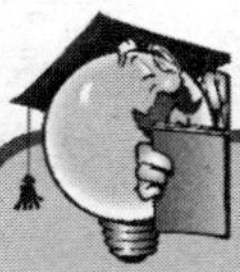

痤疮

痤疮是美容皮肤科的最常见的病种之一，多发于青春期，又叫青春痘、面皰或粉刺、毛囊炎，通常好发于面部、颈部、胸背部、肩膀和上臂。临床以白头粉刺、黑头粉刺、炎性丘疹、脓疱、结节、囊肿等为主要表现。除儿童外，人群中约有 80% ~90% 的人患本病或曾经患过本病（包括轻症在内）。痤疮是发生在毛囊皮脂腺的慢性皮肤病，发病的原因多种多样，但最直接的原因就是毛孔堵塞。

为什么会出现少白头

上了年纪，头发由黑变灰，由灰变白，而且越老越白，似乎是很正常的事，谁也不会觉得奇怪。但奇怪的是，有些年轻人也会长出不少白发，这是怎么回事呢?

少白头不同于老年白头。老年白头是自然而然的机能衰退性生理变化，而少白头可能出自遗传，他们的父母或者祖父母也可能是少白头。如果家族中没有这种遗传因素，那也许是“头发有病”了。

引起白发的病因十分复杂，先天性多与白化病同时伴发，后天性除老年生理性白发外，可能与严重营养不良、情绪激动、心情不快、悲观忧郁等有关。老年白发一般在40岁以后才开始，青年白发约在20岁出现。

我们知道，头发之所以有颜色，是因为头发里面含有一种黑色素。色素含得多，头发的颜色就深，色素含得少，颜色就淡。头发的色素是由毛发乳头形成的。如果色素形成过程发生障碍，或者已形成的色素运输到毛根的皮质里去的过程发生障碍，或者色素被一种在身体内到处游荡的游离细胞吞噬而离开了毛发乳头，那么，不管你的年龄是大是小，头发就会因而丧失色素而变白。

怎样使自己有力量

胸部肌肉和臂部肌肉的力量，决定了整个上肢的力量。胸部和臂部的肌肉主要有胸大肌、三角肌、肱肌、肱二头肌、肱三头肌、肱挠肌等。这些肌肉有使上臂和肘关节屈伸、展收、和内旋、外旋的作用。

知识小链接

肌　肉

肌肉主要由肌肉组织构成。肌细胞的形状细长，呈纤维状，故肌细胞通常称为肌纤维。中医理论中，肌肉指身体肌肉组织和皮下脂肪组织的总称，司全身运动。脾主肌肉，肌肉的营养从脾运化水谷精微而得。

使自己变得有力量的方法：

(1) 仰卧悬垂臂屈伸

方法：低单杠后站立，两手与肩同宽握杠，两脚向前，两腿并拢，髋关节挺直成仰卧悬垂，使上体与上臂约成90°。然后两臂用力拉引，使胸部尽量贴近单杠，再徐徐伸臂还原成仰卧悬垂。如此反复练习。

（2）爬绳（或爬杆）

方法：采用两拍法。预备时，一臂伸直，另一臂弯曲悬握于绳上。第一拍，两腿弯曲，尽量向前上提，小腿夹住吊绳；第二拍，伸直双腿，一手引体向上，另一手同时向上换握。如此反复爬上爬下。

（3）俯卧撑

方法：两手与肩同宽撑地，两腿后伸，全身挺直。两臂弯曲，肘高于肩。同时两臂用力推起成直臂支撑。屈臂时呼气，伸臂时吸气。如此反复练习。

女同学如有困难，可以把手撑点提高一些，手撑在小椅子上或肋木上练习俯卧撑。男同学若想加强上肢力量，可提高脚位或负重进行练习。

（4）卧推杠铃（15～20 千克）：

方法：身体仰卧在卧推架上或垫上，两手握杠铃杆与肩同宽，将杠铃举至胸上然后徐徐放至胸前，再将杠铃推举至胸上，两臂伸直，如此反复练习。

怎样使腹肌有力

腹部的肌肉包括腹直肌，腹外斜肌和腹内斜肌，腹横肌和腰方肌。在运动中腹肌收缩可使人躯干部位做前屈动作、侧屈动作和身体的转体动作。下面介绍几种增强腹肌力量的练习方法。

（1）仰卧起坐：身体仰卧，两手交叉于头后。上体上起，用胸部靠近腿部，然后缓慢向后成仰卧。如此反复练习。

（2）元宝收腹（两头起）：身体仰卧，两臂侧平举。两腿和上体同时起，使身体成 V 形，两手抱腿。恢复成原姿势后，连续做。

（3）悬垂举腿：两手握在单杠或肋木上，两脚离地，身体保持平稳。两腿上举（直膝），用腿靠近上体，两腿慢放。恢复成原姿势后，连续做。

（4）肩负杠铃站立，做体侧屈运动，两侧交替做。

（5）肩负杠铃两脚左右开立，身体向左右两侧扭转，连续做。

（6）蛙跳：站立，屈膝上体前倾，两臂后摆，两腿用力蹬地腾空，身体充分伸展，迅速收腹举腿，屈膝落地。连续做。

增强腹肌力量的方法很多。以上几种练习都可以在负重的情况下练习，也可以徒手练习，应根据自己腹肌力量的大小来选择。腹部肌肉力量不是靠一两次练习马上就能见效的，练习时间越长效果越好，腹肌的力量也就越大。

女孩青春期启动的信号是什么

女孩子十二三岁以后，某天会在内裤上发现鲜红的血迹，不免惊慌失措。其实，这就是月经来潮所造成的。这是女孩青春期启动的信号。

女性生殖系统包括卵巢、输卵管、子宫、阴道等。当女孩子小时候，子宫较小，其内膜也只是薄薄一层。随着年龄的长大，生殖系统也逐渐发育成熟，这层子宫内膜在卵巢所分泌的性激素作用下，会发生大致每月一次的规律性的变化，也就是子宫出血现象，这就是月经。

女孩大脑的丘脑下部以及脑垂体这些部位就会分泌一系列的内分泌激素，并通过这些激素遥控卵巢，命令卵巢里的卵泡赶快成熟。不久卵泡成熟了，突破卵巢，将其中的卵子排入输卵管，这种现象叫排卵。排卵后的残余卵泡在卵巢形成黄体。黄体在丘脑下部以及脑垂体这些神经系统控制下，还能产生许多激素，这些激素会使得子宫内膜细胞增生变厚，为以后的受精卵的发育做好充分准备。黄体的寿命不长，如果排出的卵子没有遇上精子受精的话，那么黄体则逐渐由成熟转向退化，它的退化使子宫内膜发生变化，原生增殖的细胞纷纷脱落，丰实的血管萎缩了，丰盛的腺液流失了，整个子宫内膜崩溃，剥脱下来，一股脑儿全变成经血由阴道排出，这就是月经来潮的缘故。每次月经持续 3 ~7 天，出血量以第二、第三天最多，总量为 10 ~100 毫升，平均为 50 毫升。从月经来潮的第一天至下一次月经来潮的第一天约 28 ~35 天，但周期长短也有个体差异。

月经是女性特有的一种生理现象。在月经期间，身体内出现一系列的变化，使抗病能力比平时减弱；又因月经期子宫颈口微开，子宫内膜脱落形成一层伤口，原有阴道酸性分泌物被血冲淡，很容易被病菌乘机侵入。因此经期应特别注意卫生，要做到：保持外阴部的清洁卫生；不能游泳；不能淋雨和使身体着凉；不吃冷饮，少吃有刺激性的食物；不做重体力劳动和激烈的体育运动；要注意多休息；等等。

女子性征包括哪些内容

（1）女子的第一性征：是指女性的生殖器官，包括阴阜、大阴唇、小阴唇、阴蒂、阴道、子宫、输卵管、卵巢等。女性性成熟的特点就是以每月规律性的排卵为标志，也就是月经已规律来潮。这种规律性的排卵，即达到性成熟，具有生育能力。

（2）女子的第二性征：是指女性青春发育期在雌激素作用下显示出来的特征，主要包括：

①乳房发育。女孩当青春发育迅速到来的时候，卵巢分泌大量的雌激素，雌激素通过全身的血液循环被输送到乳房，直接影响着乳房的发育。乳房是女性哺乳器官，也是女性最鲜明的标志之一。当少女们一旦度过了乳房开始发育时带来的羞涩感后，就会惊喜地发现，拥有一对发育成熟的乳房，是女孩多么骄傲自豪的事情。

②阴毛与腋毛。女性的阴毛发育一般迟于乳房的发育。而腋毛发育晚于阴毛发育，多数女性腋毛稀少。

③臀部突出，骨盆宽大。第二性征的特征之一是臀部突出，骨盆变得宽大。

④体态苗条，皮肤细腻。皮肤变得细腻光滑柔软，体态丰满苗条，显示了女性的阴柔之美和婀娜多姿。

女性发育年龄段的突出表现：8～10岁，身高突增开始。11～12岁，乳房开始发育，出现阴毛，身高突增达到高峰。13～14岁，月经初潮，出现腋毛，声音变细。15～16岁，脂肪积累增多，臀部变圆，月经规律。17～18岁，骨骺开始闭合。19岁以后，体态苗条，皮肤细腻。

（3）女性第三性征：在第二性征发育的同时，青少年在心理或生理上都有了改变。一般来说，性情显得较为忧虑、暴躁，对看不惯的事较易发脾气，但对异性却充满了兴趣，对“性”产生了好奇。这种心理、性格、情感、爱好、行为等方面的变化受文化媒体及社会因素影响较大，称为“第三性征”。这方面并无明确的生理基础，而是由社会性别角色的获得而形成的。

女孩为何要补血养血

由于女性生理有“周期”耗血的特点，与血结下了不解之缘。中医学早就指出：“妇女以养血为本。”女性若不善于养血，就容易出现面色萎黄、唇甲苍白、肢涩、发枯、头晕、眼花、乏力、气急等血虚症，即贫血。严重贫血者，还极易过早发生皱纹、白发、脱牙、步履蹒跚等早衰症状。女性养血十分重要，那么，女子应怎样进行养血补血呢？

（1）经常保持乐观。心情愉快、性格开朗，不仅可以增进机体的免疫力，而且有利于身心健康。同时，还能促进体内骨骼里的骨髓造血功能旺盛起来，使得皮肤红润、面有光泽。

（2）加强饮食调理。日常应多吃些富含“造血原料”的优质蛋白质、必需的微量元素（铁、铜等）、叶酸和维生素 B_{12} 等营养食物，如动物肝脏、肾脏、血、鱼、虾、蛋类、豆制品、黑木耳、黑芝麻、大枣及新鲜的蔬菜、水果等。

> 广角镜
>
> **黑木耳的营养**
>
> 黑木耳子实体胶质，成圆盘形，耳形不规则形，直径 3～12 厘米。新鲜时软，干后成角质。口感细嫩，风味特殊，是一种营养丰富的著名食用菌。干黑木耳含糖类、蛋白质 10.6 克、脂肪 0.2 克、热量 306 焦、氨基酸、维生素和矿物质。水发木耳蛋白质极低，百克含 1.5 克。有益气、充饥、轻身强智、止血止痛、补血活血等功效。富含多糖胶体，有良好的清滑作用，是矿山工人、纺织工人的重要保健食品。还具有一定的抗癌和治疗心血管疾病功能。

（3）学会科学生活。养成现代科学健康的生活方式，如戒烟少酒、不偏食、不贪食、不挑食、不吃零食、不熬夜等。保证有充足的睡眠及充沛的体力，要做到起居有常、娱乐有度、劳逸结合。

（4）根治出血病症。患有月经过多、月经失调及肠寄生虫病、萎缩性胃炎、溃疡、痔疮、疟疾或反复鼻出血等出血性疾病时（包括贫血），均要及早就医，尽快根治。

（5）经常参加体育锻炼。特别是生育过的女性，要积极参加一些力所能及的体育锻炼和户外活动，每天至少半小时，如健美操、跑步、散步、打球、游泳、跳舞等，呼吸新鲜空气，增强体力和造血功能。

女性青春期以后将逐步进入性成熟期。性成熟期是卵巢生殖功能及内分泌功能明显的时期。一般自 18 岁左右开始逐渐成熟，持续 30 年左右。在性成熟期间，卵巢有周期性的排卵和分泌性激素，生殖器各部和乳房甚至整个身体都有不同程度的周期性改变。

为什么女性乳房会发育

为什么青春期女孩乳房发育大，男孩却平坦坦的呢？这与男女两性分泌的激素水平关系密切。女性卵巢分泌雌激素和孕激素。雌激素可以刺激并促进乳腺的腺管增生，促进乳头发育、乳晕着色等一系列作用。孕激素能促进乳腺腺泡生长、发育与增生，加上催乳素对乳腺的作用，三者共同长期协调作用的结果，使女孩乳房充分发育，长得十分丰满。这是女性的第二性征之一，也是将来产后哺乳的必备条件。

男子也有乳腺，左右各一，但是基本不发育，仅见乳头，且比女性乳头要小得多，乳腺体积更小。这是因为男子睾丸分泌的性激素是睾酮为主的雄激素，雄激素没有促乳腺管腺泡发育的功能。雄激素的主要作用是促进男性第二性征的发育，如胡须；同时雄激素促进蛋白质合成，促进肌肉发育，所以男子胸大肌等肌群十分发达，更使乳腺显得小了。虽然男子的肾上腺及其外周组织有转化雄激素的作用，体内也有小量雌激素与微量的孕激素及低水平的催乳素，但其都不能促使男子乳腺的发育。因此，正常男子的乳腺是很小的，也就是不发育状态。如果男性有乳房增大时，就需要及时请专科医生诊治。对于青少年男子乳房发育异常，尤其要引起重视。

女孩如何呵护乳房

（1）心情要好。乳腺增生最怕的就是心情好。因为心情好了，卵巢的正常排卵就不会被坏情绪阻挠，孕激素分泌就不会减少，乳腺就不会因受到雌激素的单方面刺激而出现增生，已增生的乳腺也会在孕激素的作用下逐渐复原。

（2）调理月经。临床发现，月经周期紊乱者更易发生乳腺增生，通过调理月经，也能预防和治疗乳腺增生。

（3）低脂高纤维饮食。遵循“低脂高纤”饮食原则，多

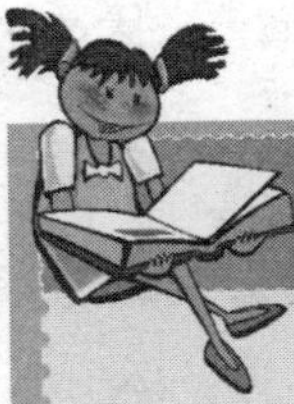

拓展阅读

无　机　盐

无机盐即无机化合物中的盐类，旧称矿物质，在生物细胞内一般只占鲜重的1%～1.5%，目前人体中已经发现20余种，其中大量元素有钙（Ca）、磷（P）、钾（K）、硫（S）、钠（Na）、氯（Cl）、镁（Mg），微量元素有铁（Fe）、锌（Zn）、硒（Se）、钼（Mo）、氟（F）、铬（Cr）、钴（Co）、碘（I）等。

吃全麦食品、豆类和蔬菜，增加人体代谢途径，减少乳腺受到的不良刺激。还要控制动物性蛋白的摄入，以免雌激素过多造成乳腺增生。

（4）补充维生素、无机盐。人体如果缺乏B族维生素、维生素C或钙、镁等无机盐，前列腺素E的合成就会受到影响，乳腺就会在其他激素的过度刺激下出现增生或加重症状。

如何正确佩戴胸罩

丰满的乳房是女性美的标志，而健美的乳房需要特殊的保护，及时佩戴胸罩是既理想又简便的乳房保健措施。

戴胸罩可体现出女性特有的美，对女性健康有好处。胸罩可使乳房得到支持和扶托，使乳房的血液循环通畅，有助于乳房的发育；可以保护乳头，防止擦伤，防止乳房松弛下垂，还可减少行走、运动和劳动时乳房的摆动和不适感；能促进乳房内脂肪的积聚，使乳房更丰满，能保持乳房清洁。

青春发育期，应让乳房充分发育，不应束缚乳房的发育，应穿舒适、宽大的衣服，不要穿紧身内衣，更不要束胸。一般女孩子长到16～18岁，胸廓和乳房的发育已接近成熟，应开始佩戴胸罩。如果年龄小于16岁而乳房上下部距离小于16厘米，则不宜戴胸罩。因为过早戴胸罩不利于乳房的发育，而且还可能影响以后乳汁的分泌。

佩戴胸罩的注意事项：（1）选择合适的型号。胸罩太大起不到支托乳房的作用，太小会妨碍乳房的发育；合适的胸罩尺寸是测量自己的底胸围，即用软皮尺沿两侧乳房下缘一周测量，这个尺寸就是胸罩的尺寸。（2）选用柔软、透气、吸湿性强的棉制品胸罩为好。胸罩最好有一段松紧带，以适应呼吸和运动。（3）胸罩在夏天应每天换洗，冬天每周至少换洗两次，以保持乳房的清洁。

为什么“女大十八变”

（1）身体猛长。这是“十八变”中的一个明显特征。女孩骤长始于双足，4个月后是小腿，然后是大腿。当双腿生长达到最高生长速度后约6个月，躯干的生长才达到它的最高生长速度。骤长的开始时间早于乳房发育，并且大多数在乳腺组织扩大到乳晕周围时，达到高峰速度。此时身高平均每年增长 8 厘米，甚者达 10～13 厘米；同时，体重也相应增加 5～6 千克，多者达 10 千克。此后，生长速度开始下降，月经初潮后继续长高的潜能有限，一般每年只有 3～5 厘米。从骤长开始到生长停止，女孩平均身高增长约 25 厘米。因此，仅仅几年的光景，原本纤弱稚气的孩子已成为一个窈窕水灵的大姑娘了。

（2）性器官发育。是人体诸器官中发育最晚者。一旦性器官发育成熟，就标志着体内各器官系统均已经成熟。如果说性征的发育、身体的增长和以性器官为标志的各器官功能的完善和成熟，是青春乐章中最美妙的音符和旋律，那么这一动人乐章的谱写者就是妙不可言的内分泌系统。女孩子一进入青春发育期后，内分泌系统的突出变化是把性的发育表现出来。

先是垂体分泌的促性腺激素（黄体生成激素和卵泡刺激素）揭开了性发育的序幕。它促使卵巢发育长大，卵泡成熟，产生女性激素，一月一次地排卵，导演出一个又一个月经周期。垂体分泌的生长素、肾上腺与卵巢分泌的性激素、甲状腺分泌的甲状腺激素等，都对骨骼的发育成熟和身高的增长，具有独特而又相互配合的作用。这些内分泌激素综合协调的结果，赋予了少女一副匀称的身材。

（3）“十八变”的结局。“女大十八变，越变越好看”，这种结局除了主要取决于神经内分泌的生理活动外，还与遗传因素、气候环境、文化教育、经济状况、青春期保健、健美锻炼等有关。

明白了女孩子青春期发育的“内情”，就有可能更有效、更有针对性地做好女孩青春发育期的保健，使女孩越变越俏丽。女子青春期往往为“是非期”或“朦胧期”。对此，少女应特别注意生理和心理保健，保护好性器官。

偷吃禁果有什么危害

（1）少女的性行为影响学习和工作。青春少女正是学习文化技能的黄金期。如果这时去恋爱，去追求性刺激，必然会影响学习，使事业一事无成。

（2）青春期有性生活，可能影响婚后正常性生活。一对少男少女婚前性行为，彼此都有一定的非法感，也极容易造成女方阴道损伤和泌尿系统感染等，给女方身体带来损害。倘若因性生活造成怀孕，这更使双方陷入窘迫困境之中，特别是女方将要承担更多的不幸。为了人工流产暗中服药自行堕胎，弄不好会造成感染，甚至会导致终身不育的严重后果。

（3）过早有性生活损害身体健康。因少女身体发育还不完全成熟，性生活更可能造成子宫内膜炎、急性输卵管炎、盆腔炎等一系列的妇科病。如果怀孕，还容易发生宫外孕，一旦发现不及时或处理不当会导致大出血，甚至还有生命危险。

基本小知识

盆 腔

盆腔是女性内生殖器及其周围的结缔组织。盆腔腹膜发生的炎症，可局限于一个部位，也可以几个部位同时发生，可分为急性和慢性两种。

根据美国有关专家的研究，性行为活跃的12～16岁少女，可能涉足诸多的危险行为。有无婚前性行为两者的比例是：企图自杀的少女前者为后者的6倍，离家出走前者是后者的13倍，被警察逮捕前者为后者的9倍，停学前者是后者的5倍，吸食毒品前者是后者的10倍。危害实在大极了。

总之，少女的性行为，是件非常有害的事。奉劝少女们，一定要自尊自爱，抵制他人的引诱；理智从事，关好情欲的闸门。培养健康的性意识和性道德，禁止男性进入雷区，保持少女的情操。

少女怎样拒绝性行为

困惑一：如果我拒绝发生性关系，会不会使对方认为我“性格怪异”或不正常。

解惑：实际上，要反过来说才对。轻易投入性行为的人，才是奇怪和不正常的。而你会发现，当你学会拒绝发生性关系时，会使你变成一个思想细腻、成熟稳健的人。当你能够用言语和思想表达你的感情时，而不是仅以身体的接触为表达方式时，更能说明你们两个人之间的情感加深了。

困惑二：如果我爱上一个人，并愿意以性行为表达我的爱，有什么不自然的？即使我知道这可能不是一个长远的关系，我也可能会这么做。

解惑：这是一个很“时髦”的观点。正像有些流行歌曲中所唱的，“爱不在天长地久，只在乎曾经拥有”，其实这种宣传很害人。因为“爱”是一个内涵极宽的字眼，如果滥用得太多，就失去了它本身的意义。如果你不止对一个人说“我爱你”。等你真正要表达那种独一无二的爱时，就很难找到适当的字眼去表达那种情感了。一个青年人如果滥用你的性爱，只会使这种所谓的“爱”变得低廉和下贱。事实上，有些青年男女因为发生了性关系，反而很容易疏远和分手，因为他们忽视了界限和距离产生的美感。再说，你轻易地失去贞操，也就失去了自尊、自重和自爱，又怎能指望对方给你较高的评价呢？

困惑三：有时很难把握自己，是不是别人不像我这样轻率，而很能控制自己的想法？

解惑：是的，有些人能够做得比较好，那是一种意志的力量。如果你决心避免发生婚前性行为，就不要跨过那个界限，在时间、地点、穿戴、约会方式上，都可以选择保护自己的环境。尤其在中学生时期，最好不要男女单独约会。多参加小组和集体活动，同样可以得到了解异性的机会。

困惑四：有时特别想与异性朋友说说自己的心里话，不希望第三者听到，这时候最容易坠入情网，也很难使自己保持理智。

解惑：并不是绝对不可以两个人交谈，只是自己要学会自持和冷静。如在家里交谈，就选择有人在家的时间，将房间的门虚掩；如在外边谈，就选择白天，到相对安静但又开放的环境。

女孩痛经怎么办

女孩痛经可分为原发性和继发性，以前者为多。

（1）原发性痛经。是功能性痛经，无盆腔器质性疾病，少女的痛经绝大多数属于这一类。其原因主要与少女对月经的生理知识认识不足有关，表现为对月经来潮过度焦虑、紧张和恐惧，久而久之形成条件反射，一来月经就感到不适和腹痛。也有的是体质虚弱或痛觉敏感的人也容易患痛经。原发性痛经没有生殖器官的病变，而是功能上的紊乱造成的。一般成年人的痛经多数也属于这种情况。原发性痛经的原因：

①精神紧张。有些少女因缺乏生理知识，一来月经就烦躁、焦虑、紧张和恐惧，所以对疼痛的感觉比一般人敏感。

②身体虚弱。有的少女体质虚弱，平时又不注意锻炼，因此对疼痛的耐受力下降，对轻微的疼痛也感觉支持不住。

③激素影响。月经一般是在卵巢排卵后2周左右来潮，卵巢排卵以后逐渐产生黄体，黄体能分泌孕激素。孕激素产生过多能使子宫颈强烈收缩，影响子宫里的经血外流。子宫里的经血多了，刺激子宫，会引起子宫强烈收缩，因此产生疼痛。

④子宫问题。有的女孩子宫颈过于狭窄，经血排出不通畅，引起疼痛；有的女孩子宫发育不良或子宫畸形，肌肉不能协调地收缩，而引起疼痛；有的女孩子宫位置极度前屈或后倾，要排出经血，必须加强收缩，子宫收缩强烈就会出现疼痛；有的女孩生殖器官有病，造成盆腔内充血、肿胀，而引起腰酸腿痛。

（2）继发性痛经。是由于生殖器官的病变引起的。常见的有盆腔炎、子宫内膜异位症、子宫内膜下肌瘤等，这些疾病治好了，也就不会再痛经了。

女孩闭经怎么办

闭经是指姑娘到了18岁仍无月经，称为原发性闭经；因为妊娠、哺乳、绝经而使月经停闭3个月以上者称继发性闭经。引起闭经的原因有各种各样，因精神性厌食而消瘦是青春期闭经的重要原因之一。

临床上发现，不少苗条的年轻女性患上了闭经。这是怎么一回事呢？原来，这些少女害怕肥胖，一味地追求苗条动人，就尽量节制饮食，结果体重是降下来了，但随之全身营养不良，衰弱无力，贫血，月经由正常而变少，最后闭经，影响健康。一个正常的18岁姑娘的全身脂肪至少要占体重的20%。据研究，这是她们将来能够怀孕、分娩及哺乳的最低脂肪水平。凡低于这个水平，就很容易造成原发性闭经。所以，只有当女性的脂肪占体重的30%～50%，才可以称为肥胖。

总之，一味追求苗条并不是好事，因为这样往往容易导致营养不良、闭经，反而失去少女的健美体态。奉劝那些节食的年轻姑娘，切莫为了一时体态苗条，勒紧裤带受罪，使正常的生理功能与健美的体态受到影响，甚至影响今后的生育。

男孩青春期启动的信号是什么

人的一生要经历生长、发育、成熟、衰老的各个身体变化时期。男孩第一次“遗精”，就是青春期性成熟的信号。

男孩到了 10 岁左右，就开始迈进人生一个重要的阶段——青春发育期。进入这个时期后，一般在 13 ~ 15 岁时，常在无性意识的情况下自发地射精，就叫遗精。

男孩随着青春发育的启动，下丘脑开始活动，分泌出一系列多肽释放激素作用于垂体。垂体虽然小如豌豆，但是它在接到下丘脑的指令后便立即行动，分泌多种激素，其中“促性腺激素”可促进男子睾丸成熟，生成精子和分泌雄性激素。这时，睾丸产生精子，前列腺、精囊腺等分泌精浆，两者组成精液，精液达到一定量后，体内已无处可容，于是就以遗精的方式排出体外。简单地说，下丘脑—垂体—促性腺激素—男子睾丸成熟—产生精子—精满则溢。

遗精的频率可多可少，常与人的身体素质有关，一般都在正常范围之内。遗精在某种程度上可以解除体内积累的性紧张，造成一种生理上的平衡。

再者，要注意生理卫生。男孩子不宜穿过紧的裤子。因为睾丸对温度极为敏感，经常穿紧身裤可使阴囊皮肤增厚，睾丸升高达腹股沟外环部位，从而导致睾丸温度高于正常温度，影响睾丸中精子的发育。

男子性征包括哪些内容

参与人类生殖的各种内外生殖器官称为第一性征，也称为“主性征”。每个人生下来便可以确定是男是女，是以生殖器官来区分的。而男女生殖器官是完全不同的。

男性第一性征包括睾丸、附睾、阴茎、阴囊、输精管、前列腺和尿道球腺。在生殖器官发育的同时，男性第二性征也随之发育。

第二性征：又称“副性征”，是指除生殖器官以外的不同性别的特殊征象，如阴毛、腋毛、乳房、胡须、喉结、变声等。自青春期开始，在促性腺激素及性激素的作用下，人体的生殖器官迅速发育渐趋成熟，第二性征也逐渐出现，使男女儿童逐渐变为男女有别的成熟个体，最后达到具备繁殖下一代的功能。男性的第二性征发育主要表现在体表所发生的变化，并以毛发的变化最为突出。

男性为什么会有喉结

喉结是喉部的甲状软骨的上缘特别突出的部分，是男人与女人相区别的一个性征。

人是由类人猿进化的。可能那时男类人猿担负着警戒、统领（号召）类人猿群的任务，或恐吓其他类人猿，或求偶的需要，而要发出洪亮的声音，其发音的喉部需要较宽大的音腔，喉结与这样宽大的音腔是有关联的。

喉结是左右两块甲状软骨在正中的连接部分，其对人体生理来说并没有什么实际功能。甲状软骨在人体上对喉腔起到保护作用，为什么叫甲状软骨呢？一是因为它的形状类似盔甲；二是在人体，它对喉起到类似盔甲的保护作用，故此得名。至于男女喉结大小有别，那是因为内分泌激素水平的不同造成的。

喉结是男性的一个性征。但是，也有一些少女会出现喉结前突现象，这是什么原因呢？我们知道，人的喉咙是由 11 块软骨做支架组成的，其中最主要的体积最大的一块叫甲状软骨。胎儿在两个月时，喉软骨开始发育，直到出生后 5 ~6 年，每年仍在增长。但从 5 ~6 岁到青春期，这一时期内喉软骨生长基本停止。所以，童年男女的甲状软骨都一样大。进入青春发育期以后，由于雄激素的分泌增多，这才使男子出现喉结。

至于少女喉结突出的原因，大致有以下三种情况：

一是内分泌功能不足。女子体内占主导地位的性激素是雌激素，如果卵巢功能不足，或垂体、肾上腺等内分泌腺出了问题，体内雄激素的含量便会增多。于是，便出现了喉结突出、多毛和声音变粗等男性化的表现。

二是遗传因素。父母生长发育的特征会传给下一代，不单是身高、体形，也包括喉结。父亲喉结特别大而显眼者，他的女儿的喉结有时候也会突出些。

三是消瘦。过分消瘦的女子，由于颈前部的脂肪和肌肉组织不多，喉结也会显得向前突出。

为什么男孩会长胡须

胡须是男人性别特征的一个标志，也是成熟男人魅力的体现。胡须的生长受男子体内雄激素水平调节。进入青春期后，睾丸在下丘脑、垂体分泌的促性腺激素作用下，具备了产生精子与分泌雄激素的功能。雄激素能选择性地作用于身体这些部位，促进毛发生长、发育。雄激素作用于下颌部，促使该部的毛发生长，男子就会长出相当多的毛，称之为胡须。

中国有句俗话："嘴上无毛，办事不牢。"男人的胡须也就被附加了更多意味深长的内涵。胡须是表示雄性特征的，男人胡须的生长，表示男人在性生殖上已趋于成熟。

小时候，常常听人讲"白胡子老爷爷"的故事，胡须也是善良、智慧的象征。读《三国演义》，对于关羽的"五绺长髯"印象是深刻的；张飞的胡须像钢针一般，表现出硬汉的特征。看李白的画像，那胡须也给人以飘逸的感觉。鲁迅先生的胡须浓密而倔强，显示出他的性格。电影艺术家卓别林的胡须，恐怕也是让我们难以忘怀的，可以说胡须是其幽默表演的重要组成部分。而爱因斯坦的胡须乱糟糟的，就像相对论一样，让一般人难以理解。

> **趣味点击　络腮胡的胡型**
>
> 小络腮胡型：上弧线更下移至靠近下巴边腮边，下弧线上移仅贴腮边。
>
> 中络腮胡型：下弧线与大络腮胡一样，上弧线改两嘴角沿弧形与两鬓角相连。
>
> 大络腮胡型：一般来说嘴唇上的胡子的上限（一般紧贴鼻孔）要沿着两侧弧线和两侧鬓角毛发相连，这是上弧线；下弧线是从左耳后根沿腮帮沟槽弧线到喉结，再弧线到右腮帮沟槽及右后耳根。上弧线与下弧线之间即为胡型所需要刮的区域。这个是大络腮胡型。

胡须的种类各异，有长髯，有"山羊胡"，有络腮胡……胡须的作用是什么呢？除了标志男人性别，胡须还可以美化容颜。然而这种美化越来越让人感到累赘，不如去之而后快。所以，现在留胡须的人越来越少了。时常见到的是，理发修整面部，把胡须用剃刀刮去，保持洁净和卫生。

男孩声音为什么会变粗

变声期特指14～16岁的青少年，因为喉头、声带增长而伴随的声音嘶哑、音域狭窄、发音疲劳、局部充血水肿、分泌物增多从而导致说话、唱歌时的声音与儿童时代不同，表现声音变粗，并持续6～12个月的时间。声带发生变化是变声期的一个重要表现。到了青春期，女孩的喉部变得狭小，声带较短、较薄，振动频率高，所以音调较高而细；男孩子的喉腔较大，声带较宽、较厚，所以音调较低沉而粗犷。由于青春期的孩子喜欢大声说话唱歌，随时随地都爱表现自己的嗓门儿大。殊不知稍不注意就殃及了正在生长的声带。这时的声带异常娇贵，主人一不注意它就会出现充血、水肿或者发生声带小结或声带息肉，轻者导致发音疲倦无力、音调改变，严重者会出现声音嘶哑，甚至呼吸困难、不能说话。

要特别注意变声期声带的保健。（1）正确使用嗓子。不要过度高声喊叫，或无节制地大声喧哗，尤其注意不要过度吼歌。青春期用嗓过度，可能导致终身声音嘶哑。（2）保暖。着凉、感冒都会加重声带的肿胀和充血。除了注意随天气变化而适时增减衣服和被褥外，适量参加一些体育活动，每天进行体育锻炼增强体质，对声带的健康生长发育大有好处。（3）劳逸适度。生活有规律，保证睡眠充足。不要熬夜，每天保证7小时以上的睡眠时间。

男孩变声期饮食要注意什么

饮食保养坚持五原则：（1）不吃刺激性食物。如酸、辣、苦的食物，以及大蒜、辣椒、生姜、韭菜等，因这些食物会刺激气管、喉头与声带。（2）注意饮水卫生。冬天不喝太烫的开水，夏天不吃太凉的冷饮，剧烈运动后不马上喝冷水。（3）严禁吸烟、喝酒。烟酒中的有害物质对青少年的生长发育（包括声带的生长发育）是非常有害的。（4）食物以软精细为准。主食及副食都应以质软、精细食物为宜。（5）少吃干硬食物。如炒花生仁、爆米花、锅巴、坚果类及油炸类食物，以免对喉咙造成机械性损伤。

有两类食物宜适当多吃：(1) 胶原蛋白和弹性蛋白类食物。发声器官主要是由喉头、喉结和甲状软骨组成的，这些器官又是由胶原蛋白质和弹性蛋白质构成的。声带也是由弹性蛋白质薄膜构成的，因此，变声期的青少年应多吃些富含胶原蛋白和弹性蛋白质的食物，如猪蹄、猪皮、蹄筋、鱼类、豆类、海产品等。(2) B 族维生素和钙质类食物。维生素 B_2、维生素 B_6 能促使皮肤的发育；钙质可以促进甲状软骨的发育。富含 B 族维生素的食物主要有芹菜、西红柿、蛋类、豆类、动物肝脏及新鲜水果等；富含钙质的食物主要有鱼虾、牛奶、豆制品等。

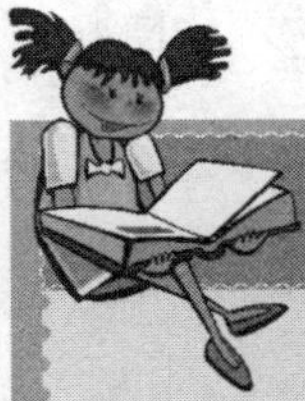

拓展思考

韭 菜

韭菜，属百合科多年生草本植物，以种子和叶等入药。具健胃、提神、止汗固涩、补肾助阳、固精等功效。在中医里，韭菜有一个很响亮的名字叫“壮阳草”，还有人把韭菜称为“洗肠草”，不但如此，韭菜还有很多名字。韭菜还叫草钟乳、起阳草、长生草，又称扁菜。韭菜入药的历史可以追溯到春秋战国时期。

包皮过长和包茎有何危害

包皮很薄，皮下无脂肪组织而含有平滑肌层。包皮内与龟头之间有许多变形的小皮脂腺，可分泌极臭的液体，与尿中之沉积物结合，成为尿垢或称包皮垢。

(1) 表现

①包皮过长。系包皮掩盖了龟头，但能自由翻转于冠状沟之上。包皮过长完全掩盖龟头和尿道口称为增殖型包皮过长；仅掩盖阴茎的一部分，则称为萎缩性包皮过长。

②包茎。是包皮掩盖了龟头且不能自由翻转于冠状沟上。包皮所以不能翻转，或由于包皮口过小，或由于包皮和龟头形成粘连。包皮过长可因炎症

形成粘连而变为包茎，包皮口过小时会影响尿流。包皮过长不一定有包茎，但包茎却能有包皮过长，而且包茎的情况较包皮过长严重。

（2）危害

①阻碍发育。有了包茎，阴茎、龟头发育常受限制，由于发育受约束，从外表看似阴茎小。

②感染。尿中之沉积物与尿垢积于包皮内，成为细菌培养基，或因刺激而致感染发炎，并导致包皮粘连，严重时还会造成不育。

③阻塞。由于包皮口过小，要在包皮腔膨胀后排空，排尿困难时，发生反压现象。膀胱壁较弱处，因压力高而使之突出，形成膀胱憩室；此种憩室壁甚薄，受外伤后易破裂，情况严重时会引起输尿管扩张及肾盂积水。因排尿困难，腹压增加，可能有直肠脱出或形成疝气等，有时出现“憩室性双重排尿”。

④结石。由于发炎之后黏膜上皮细胞脱落，作为中心核，外围因垢而形成包皮结石。父母一旦发现孩子包皮腔有小硬块时大多感到十分焦虑，其实只要稍扩开包茎环即可取出结石。

知识小链接

膀　胱

膀胱是一个储尿器官。在哺乳类，它是由平滑肌组成的一个囊形结构，位于骨盆内，其后端开口与尿道相通。膀胱与尿道的交界处有括约肌，可以控制尿液的排出。

健康提醒

QINGSHAONIAN BIZHI DE
YIXUE ZHISHI

常言道，聪明人投资健康，明白人储蓄健康，普通人忽视健康，糊涂人透支健康。在压力剧烈、竞争激烈的今天，人们的健康问题应该提起足够的关注。现代人的生活节奏加快，在激烈的竞争中，如何把握自己的身心健康，更好地适应改革开放新时代的需要，是摆在每个现代人面前亟待解决的问题！本章就讲述关于健康的提醒，讲解怎样才能科学地储备健康知识。

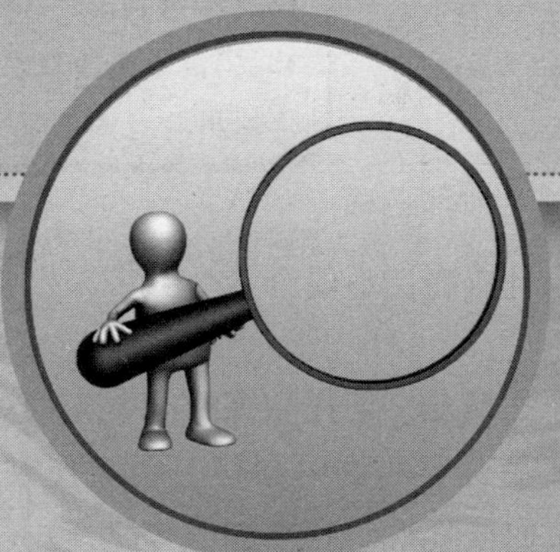

为什么要慎用止痛剂

出现疼痛时服用止痛剂，似乎是大多数人都懂得的“常识”。其实，这种“常识”是浮浅、片面的，许多人正是因为这条“常识”而付出了代价。

一般说来，常见的止痛剂包括三大类：

（1）解热镇痛剂。如阿司匹林、对乙酰氨基酚（扑热息痛）、芬必得等，这类药物对头痛、牙痛、关节痛、神经痛等都有一定的效果，但对外伤引起的疼痛效果不佳，对于腹痛甚至无效。这类药物常有一定的副作用，如果对疼痛的原因不加区分，随便服用会产生不良后果。因此最好在医生的指导下使用。

（2）麻醉止痛剂。常用的有吗啡、杜冷丁等。这类止痛剂效果最强，特别是对外伤及手术后疼痛。这类药物的使用必须格外慎重，诊断不明时不能使用。否则，会因疼痛消失而掩盖病情，常常导致恶果。另外，这类药物经常使用会使身体对这些药物产生依赖性或成瘾。这类成瘾与吸毒成瘾相同，一旦停药，病人常痛苦不堪，难以自制；一些成瘾者为了搞到几支止痛剂甚至丧失理智，以致犯罪。所以，不适当地使用这类止痛剂，一旦成瘾，不仅会给个人带来极大痛苦，而且还会造成不良的社会后果。

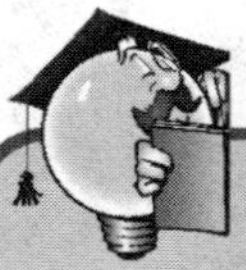

你知道吗

去痛片里面含有咖啡因

去痛片为复方解热镇痛药，是一种年代久远的药剂，因其明显的不良反应，已很少使用。本品含两种解热镇痛药（氨基比林，非那西丁），一种神经兴奋药（咖啡因），一种镇静催眠药（苯巴比妥）。本药为处方药，需在医师的指导下使用。

（3）解痉止痛药。如颠茄、阿托品等。这类药物对胃肠道平滑肌痉挛造成的疼痛疗效显著。使用这类药物可同时出现瞳孔放大、口舌干燥等症状；用量过大时，还可产生血压降低、心率加快等副作用。因此，这类药物也不能随便使用。

为什么首次注射青霉素要做皮试

青霉素是由一种叫作青霉菌的微生物产生的抗生素，它能够抑制很多细菌的生长繁殖，一度成为治疗细菌感染性疾病的首选药物。但是有的人却不能使用青霉素，因为他们对这种抗生素过敏。这些人如果注射和正常人剂量相同的青霉素，就会很快发生过敏反应：出现呼吸困难、烦躁不安等症状，严重的将导致休克甚至死亡。青霉素过敏反应主要与遗传因素有关，仅发生在少数人身上，不过，在没有确定对青霉素是否过敏之前，每一个使用者都有发生这种危险的可能性。为了防止发生过敏反应，需要使用青霉素的人在第一次注射前都必须先做过敏试验，以便确定能否使用这种抗生素。

做青霉素过敏试验时，先把微量青霉素注入受试者前臂屈侧皮内，20 分钟后观察注射局部皮肤。对于大多数人来说，青霉素注入后不会引起过敏反应，注射局部皮肤不出现明显红肿等现象，这样的过敏试验阴性者就可以注射治疗剂量的青霉素了。当青霉素注入某些人的皮内后，迅速激发过敏反应。由于注入的剂量很小，所以一般不会发生全身剧烈反应，而仅在注射局部皮肤出现明显红肿等现象。这样的过敏试验阳性者不能使用青霉素，必须改用其他药物治疗。通过青霉素过敏试验，基本上可以安全可靠地查出过敏的人。

在特殊情况下，有的过敏试验阴性的人注射治疗剂量青霉素后，会突然出现过敏反应；还有的人对青霉素极其敏感，仅仅注入做过敏试验用的那么微量的青霉素，也会发生全身剧烈反应。尽管这是两种很特殊的情况，医院按常规还是必备过敏患者的急救措施，以便有备无患。依靠过敏试验和急救措施，人们使用青霉素就有了安全保障。

趣味点击 青霉素的历史发现

早在唐朝时，长安城的裁缝会把长有绿毛的糨糊涂在被剪刀划破的手指上来帮助伤口愈合，就是因为绿毛产生的物质（青霉素素菌）有杀菌的作用。这就是人们最早发现并使用青霉素。

怎样用脑最科学

（1）注意休息和睡眠。大脑疲劳了，应该有充分的休息，以利于功能的恢复，提高工作效率。积极的休息是用一种活动替换另一种活动。例如，学习之后，进行下棋、唱歌或进行体育运动（如早操、课间操等）和体力劳动等。此外，睡眠几乎对整个大脑皮质和某些皮质以下的中枢有保护性抑制的作用，经过睡眠可使脑的功能得到最大限度的恢复。青少年应该保证每天睡眠的时间在9小时以上。

（2）学会科学用脑。科学用脑对于脑力劳动者极为重要。学习是一种紧张的脑力劳动，要特别注意以下两方面：①善于用脑。注意劳逸结合、动静交替，还要变换脑力活动的内容（如复习功课时，可以文理学科交替复习）。此外，要在课后及时复习，强化所学知识在大脑皮质中的记忆作用，这比过一段时间以后再复习效果要好。②勤于用脑。注意遇事多想多问，先想后问。这样能使神经系统充分发挥作用，使人的思维更敏捷、记忆更深刻。此外，还要多参加课外活动，多接触大自然和社会，以增长智慧。

（3）合理安排作息时间。合理安排作息时间，就是把学习、体育运动、休息和睡眠等时间做合理的安排。严格遵守作息制度，实行一段时间以后，就容易形成以时间为信号的条件反射，养成有规律的生活习惯。这样，学习时集中精力学习，工作时集中精力工作，睡眠时也容易入睡。生活有规律，对学习、工作和保护神经系统及整个身心健康都很有益处。

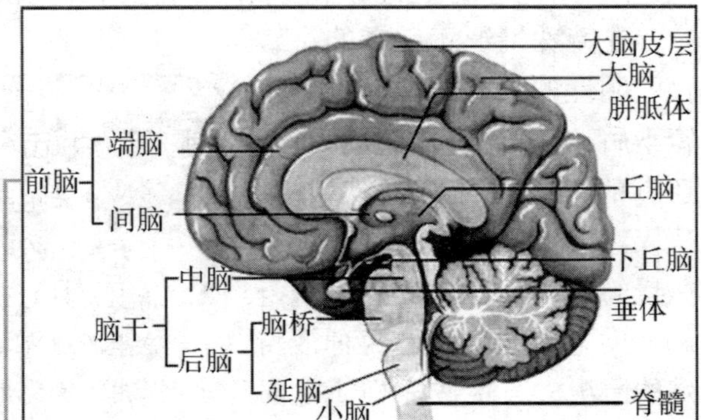

大脑结构示意图

开发右脑有什么益处

现代科学研究发现，通常大脑左半球发育较右半球好，这可能与人们通常使用右手做事有关，因为指挥右侧肢体的运动中枢在左侧大脑半球。因此，为了充分挖掘大脑两半球的潜力，要重视开发右脑功能。

生活中，大多数人习惯于用右手写字、吃饭或干活。然而，当家长发现自己的孩子习惯于用左手（俗称“左撇子”）写字、吃饭、干活时即严格纠正，其实这种做法并非完全必要。因为人的大脑左半球在语言、书写、计算、思维和判断方面起主导作用，而右半球则在技艺、美术、音乐、感情和审美等方面起主导作用。对于习惯右手运动和工作的人，由此产生的大量信息会不断传送到左侧大脑半球的有关神经中枢，促进和加强了左侧大脑半球的功能发展，因此人们常把这半球称为“优势半球”；而把得到信息相对少一些的右侧半球称为“劣势半球”。相反，习惯于用左手运动和工作的人，其右侧大脑半球的功能就会得到进一步的发展。当然，人体所接收到的信息，并非全部从左手或右手而获得，还有很多是通过其他感受器传入到大脑的。

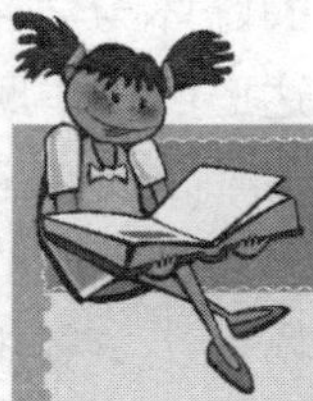

拓展思考

左撇子

左撇子又称“左利手”，“利”指自己惯用哪一只手。关于左撇子聪明的说法，现在仍是无稽之谈。大脑对手的控制是交叉的，左撇子意味着右脑（主导形象具象思维，如音体美、空间想象）思维较好，左脑（主导抽象思维，如逻辑、推理、语言）思维较差，而一般人恰恰相反。因为中国的教育主要看抽象的内容，所以左撇子看起来比较聪明，但尚无考证。另外，我国左撇子所占比例不足2‰，比其他国家的得多。

为了充分发挥和利用人体大脑的潜在功能，应抓紧儿童的早期教育。在培养孩子逻辑思维等能力的同时，更要重视培养他们的技能发展。让孩子多参加各种活动，尤其是做一些用肢体操作的精细技能活动，训练儿童灵活地使用自己的双手。对于习惯于右手活动的孩子，更要注意不断地锻炼其左手

（如拿筷子、穿针、剪东西），刺激和振奋其右侧大脑半球功能，促进孩子智能的发展。

为什么要重视早餐

人们经过一夜的睡眠之后，胃早已排空，前晚所吃食物的营养物质已被消耗，急需补充；另外，早餐的好坏与学习、工作的效果有明显关系。到午餐前，人们将需要学习、工作达三四个小时，适当的早餐不仅可使人的体力充沛，很好地适应学习、工作负荷，而且还可改善认知能力并优化脑功能。有一项研究表明，不吃早餐的学生，他们的记忆能力、语言流畅程度及创造性均明显低于吃早餐的孩子。所以，早餐应当是正正经经的一顿饭，千万不能马马虎虎。

现实生活中，居民的早餐已成为一个严重问题。曾有人在一所中学做过一个调查：中学生中，约60%的孩子基本上能每天吃早餐，其余的孩子有时吃有时不吃，很没有规律，个别孩子从来不吃早餐。约有24%的学生在上第三四节课时有饥饿感或疲劳感，这就说明相当一部分孩子早餐的量和质不能满足他们的需要。长此以往，健康就要受到威胁。特别是对中小学生来说，正处在生长发育时期，各种营养物质的需求量很大，更要通过早餐的补充，来促进生长发育，保证学习。

怎样才算一顿好的早餐呢？好的早餐应大约提供能量2500千焦、蛋白质24克、钙250毫克、铁5毫克、维生素C 30毫克、维生素A 200微克等。举个例子，一杯牛奶或豆浆，加一个大饼基本上可以满足需要，如果再适当补充小笼包子、肉包、馄饨或一个鸡蛋，甚至一个水果，则更可以提高早餐质量。如果仅仅以单纯的泡饭、酱菜当早餐，将会对身体带来不良的影响。

基本小知识

豆　浆

豆浆是将大豆用水泡后磨碎、过滤、煮沸而成。豆浆营养非常丰富，且易于消化吸收。豆浆是防治高血脂、高血压、动脉硬化、缺铁性贫血、气喘等疾病的理想食品。

为什么晨起饮水非常好

（1）清晨人体补充水，是防止心脑血管疾病的有效措施。机体补水通过胃入肠，80%的水分由小肠吸收入血液，使血液得到稀释和净化，降低了血的黏稠度，可有效地防止心脑血管疾病患者清晨因血液浓缩发生意外。

（2）晨起喝水还可以增加排尿量。人体积蓄了一夜的代谢产物，如果没有足够的水分不易排出，就会在人体内贮存起来，时间长了有害废物即可成为机体慢性中毒的源头。如果早晨起来及时喝水，促进排尿，即可带出废物，净化血液，减少疾病的发生。

（3）多喝水还可使消化道内容物中有较多的水分，以利保持大便通畅。

（4）晨起喝水，非常有利于女性美容。因为经过一夜的机体失水，皮肤明显干燥，血管的血液量不足，皮肤自然发皱。

早晨喝水要起床后就喝，以喝白开水一杯为宜，最好是喝温开水。早晨起床后喝一杯水，并不费多少时间，只要养成习惯，是很容易做到的事。

为什么吃杂粮有益健康

所谓杂粮，就是稻谷、小麦以外的粮食，如玉米、高粱、豆类等。

我们知道，人体生长发育、新陈代谢、维持正常的生理机能需要多种多样的营养。其中以蛋白质、脂类、糖类、维生素、微量元素等最为重要。

玉米面是人们常吃的杂粮。和面粉比，玉米面在热量、维生素和矿物质含量方面一点也不逊色，其蛋白质含量介于面粉和大米之间，含有较多的不饱和脂肪

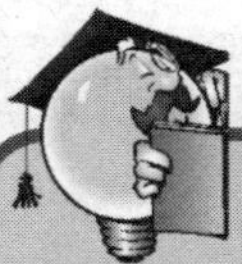

你知道吗

胡萝卜素不宜与酸性物质同时服用

胡萝卜中含有大量的β-胡萝卜素，摄入人体消化器官后，可以转化成维生素A，是目前最安全的补充维生素A的食品（单纯补充化学合成维生素A，过量时会使人中毒）。它可以维持眼睛和皮肤的健康，改善夜盲症、皮肤粗糙的状况，有助于身体免受自由基的伤害。它不宜与酸性物质同时服用。

酸。不饱和脂肪酸能抗血管硬化、防止细胞衰老。玉米还含有较多钙、磷，对骨骼和神经系统发育、降低血压均有益处。此外，玉米中有米、面缺乏的维生素 A 的前身——胡萝卜素，有保护视力和皮肤等作用。

小米又叫粟米，它的蛋白质、脂肪和铁的含量都比大米多，并含有多数杂粮所缺少的一些氨基酸和较丰富的 B 族维生素。

甘薯所含氨基酸种类与大米相仿，有较高的营养价值，它的 B 族维生素和钙含量却比大米高。甘薯还含有维生素 C 和胡萝卜素。

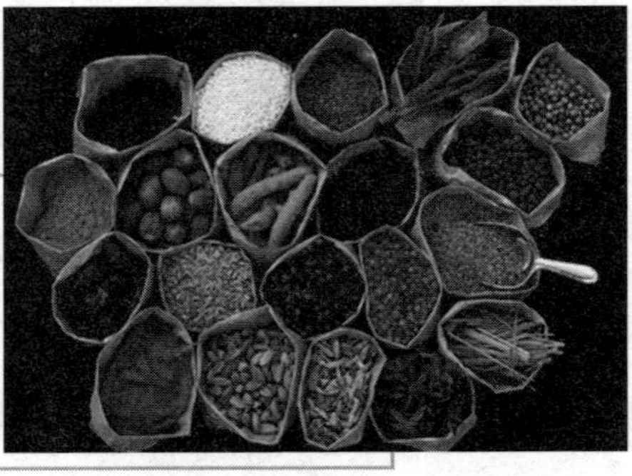

五谷杂粮

豆类食品的最大特点是蛋白质含量特别高，是米、面的 2～5 倍，它还含有谷类蛋白质中缺少的赖氨酸，但缺乏谷类中常见的蛋氨酸。

通过比较分析，我们看到各种粮食都有各自的营养特点。大米、甘薯蛋白质质量高；面粉蛋白质含量高；玉米、小米脂肪多，还含有胡萝卜素；豆类不仅蛋白质量多质量好，和小米一样，还富含 B 族维生素。人们根据这些特点，合理搭配食用多种粮食，就能满足机体正常发育和健康的需要。

为什么提倡睡前喝一杯牛奶

有些家长喜欢给孩子早上空腹喝一杯牛奶，认为这样容易吸收，其实这种看法不一定正确。

牛奶中 87% 是水，其余 13% 是固体物质，包括蛋白质、脂肪、碳水化合物，还有丰富的钙、维生素和微量元素，200 克的牛奶中可以提供 451 千焦热能。但是如果空腹饮用，由于牛奶中大部分是水分，将会使胃液稀释，影响其消化和吸收；另外，牛奶为液体，在胃肠道驻留时间较短，营养成分难以充分吸收，所以最好将面包、饼干等食物与牛奶同时食用，不要空腹饮牛奶。近年来，一些科学家发现在牛奶中有一种会使人有疲劳感的物质——L－色氨酸，对人体有镇静作用。由此看来，如果在早晨空腹喝一杯牛奶，可能使人在上午就出现疲劳感，从而影响白天的工作和学习效果。

所以，提倡睡前喝一杯牛奶，能够补充营养，促进睡眠，保证充分的休息，有利于第二天的学习和工作，特别对神经衰弱、睡眠不佳的人有明显作用。

牛奶不仅是营养品，还对某些疾病有治疗和预防作用，如对胃溃疡、十二指肠溃疡患者，经常喝牛奶，可以保护胃黏膜，对溃疡愈合有促进作用。牛奶中含有丰富的乳钙质，极易被人体吸收，特别是高钙奶，可以预防骨质疏松症；另外，在牛奶中加点蜂蜜，具有润泽作用，可以治疗便秘。

青少年为什么要补钙

青春期人体发育迅速，身高突增，进入生长的第二高峰期，对钙的需求量增加。一般来说，人体身高每增加 1 厘米，体内平均钙量就要增加 20 克。男孩子比女孩子身高增长的更多，且增长时间也长，所以对钙的需要量就更多。青春期男孩子每天摄入钙量应为 1000～1200 毫克。

另外，人体的骨密度一般在 30～35 岁达到高峰。此后，骨中的钙就会逐渐丢失。骨密度的峰值取决于青春发育期钙摄入的多少。骨密度峰值越低，将来患骨质疏松的可能性就越大。由此可见，补钙不仅关系到目前的生长发育，还关系着将来的健康与幸福。

奶和奶制品是食物中钙的最好来源，不仅含钙量丰富，而且易于吸收。虾皮的含钙量也相当高，每 50 克虾皮含钙可达 1000 毫克。经常吃一些海带，不仅可以补钙，还能补充对我们人体同样重要的碘。此外，豆制品、芝麻酱以及一些绿叶蔬菜中也含有较多的钙。

为什么少女应注意补铁

一些青春发育期的少女有注意力不集中、记忆力减退、容易疲乏、情绪不稳定和学习成绩下降等现象，这与其体内缺铁有着密切的关系。铁是人体必需的一种微量元素，是人体合成血红蛋白的重要原料。缺铁可使血红蛋白含量和生理活性降低，致使血液中带氧量减少，从而使大脑中营养素和氧的供应受到影响。

进入青春期的少女，不仅身体生长发生突变，机体内部的各个器官也在迅速发育。青春期的发育需要更多的营养素，身体迫切需要补充更多的铁，来满足旺盛的机体代谢的需求。少女月经来潮又造成铁的丢失，而食物中含铁相对不足，所以女孩普遍存在不同程度缺铁的状况。对缺铁的女学生进行补铁的试验表明，当她们血中铁的水平恢复正常后，大多数少女疲劳、注意力不集中、情绪波动及其他与缺铁相关的症状消失。

另外，据美国的一位儿童医学专家研究，青春期少女缺铁者的学习成绩比含铁量正常的少女低多 2 倍。这个结论是在排除民族、贫穷、种族背景、铅中毒可能和抚养人的教育情况以及贫血后做出的。由此可见铁对人体的重要性。

知识小链接

铅 中 毒

环境中的铅经食物和呼吸途径进入人体，引起消化、神经、呼吸和免疫系统急性或慢性毒性影响，通常导致肠绞痛、贫血和肌肉瘫痪等病症，严重时可发生脑病甚至导致死亡。

如何预防脊柱畸形

脊柱畸形是在中小学生中常见的一种疾病。脊柱畸形不仅影响儿童少年的体态和体力，也影响就业和婚姻。

造成脊柱畸形的原因很多，但大多与肌力不足或肌力发展不平衡有关。因此，体育锻炼有预防和矫正这类畸形的重要作用。

脊柱畸形从形状上看有驼背和侧弯两类。

脊柱畸形有些是后天产生的，有些是由于营养不良（佝偻病），有些是由于肌肉力量不足，有些是由于工作学习和姿势不正，或终年用一个肩膀背书包所引起的。

中小学生要预防畸形，首先是要上好体育课，从事系统的体育锻炼，促使身体得到

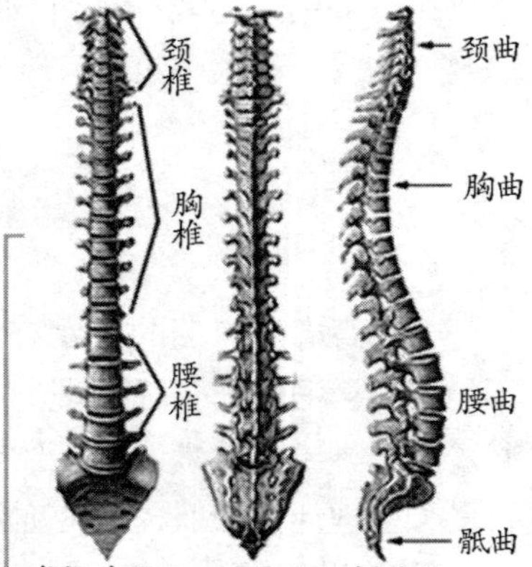

脊柱结构图

较全面的发展。此外，还应注意学生的坐姿和书写姿势，书包最好能经常换肩背或双肩背。这对预防脊柱畸形有很大的好处。

为什么现在孩子易得消化道疾病

过去，孩子消化道疾病患者是十分少见的，可是近年来，这类病人数量大增。这究竟是为什么呢?

根据医学家的研究，这与孩子饮食的变化关系非常密切。由于家庭冰箱的普及，含糖饮料、甜食和冷饮的大量供应，加重了孩子胃肠道的负担。据调查，现今孩子最喜爱的几种食品：冰激淋、快餐食品、巧克力、软饮料(可乐、雪碧等)、酸奶、咸味小吃、果汁、糖果、奶油点心、干果小吃，已成为引起孩子消化道疾病的主要原因。

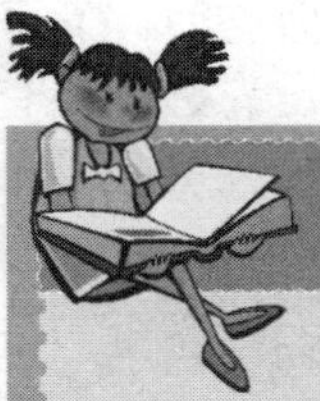

拓展阅读

冰　激　淋

冰激淋，又称雪糕、奶糕、豆糕和炒冰块等等，种类繁多，花样百出，但制作方法大致不外乎用乳或乳制品、蛋或蛋制品、甜味剂、香味剂、稳定剂及食用色素做原料，经冷冻加工而成，是夏令冷饮品的重要组成部分，对人体有一定的保健作用，是夏天清凉去暑的好食品。

从生理上来说，孩子的消化系统还没有发育成熟，消化能力较差。孩子的胃液酸度较低，抗感染的能力也不强，过多的食物会造成孩子消化不良。没有充分消化和吸收的食物，又会使肠道内原有的细菌大量繁殖，进一步影响消化功能。这时食物分解产生大量有毒物质，会造成孩子呕吐、腹泻和脱水等症状。

为了预防消化道疾病，应该严格控制食用冰淇淋等食品。当然，完全不吃这些食品是不现实的。此外，平时进食不宜太饱。万一得了消化道疾病，应该及时到医院去诊断和治疗，绝不能掉以轻心。

吃零食应注意什么

少女多喜欢吃零食，这有其生理上的原因：（1）少女的胃容量比男孩小，每餐食量相对较少，因此，常常未到吃饭时间就感到饥饿，希望吃些零食来“充点饥”；(2) 少女每当月经前后，由于内分泌激素的影响，常常感到身体不适，胃口不开，想吃些酸、甜、咸、辣等刺激性较强的食物来开胃提神。

从广义上说，每天除三餐之外，糖果、糕点、饼干、蜜饯、瓜果、炒货等都属零食，它们可以改善和丰富食物内容，补充主副食中营养素含量的不足，增加食欲，满足青春发育期少女特殊的生理需要。所以，吃零食本身无可非议，必要时适当地吃一些未尝不可。

问题是，有些少女不分饭前饭后，嘴里总是不停地嚼含各种零食，这种习惯就很不好。它不但对身体没有好处，有时还会带来危害。因为整天零食不停，必然影响正餐主食，把正餐看成一种负担。这样，每餐主要热量和营养供给来源的主副食饭菜的摄入量必然减少，长此下去，会导致营养缺乏，食欲减退，人变得面黄肌瘦，弱不禁风。过多吃零食，会使胃肠经常处于疲劳状态，胃肠分泌的消化液不能合理地调节，很容易造成消化不良或其他消化系统疾病。另外，零食也不够卫生，用手直接抓拿食品或随便放在衣袋、提兜里，或瓜果未洗干净、未削去皮，吃后容易患胃肠炎或消化系传染病。

常吃快餐有什么坏处

我们知道，维持人体生存的七种营养素在我们的生活中缺一不可。然而，现代快餐食品中，最为缺乏的恰恰是对人体极为重要的维生素、矿物质。维生素及矿物质缺乏，使得机体内许多酶的代谢活性下降、免疫力下降，抗病能力差，易于患病。比如维生素 C，一般人每日摄入量应该在 1000 毫克，青春期男孩的需要量更高，而维生素 C 主要存在于新鲜水果、蔬菜中，故常吃快餐食品，会导致严重的维生素 C 缺乏，最终引得疾病缠身。

专家建议，青少年每日食用新鲜水果及蔬菜的量应不少于 500 克。所以，为了自己的健康和未来，青少年朋友应尽量少吃快餐食品。

为什么要少食方便面

方便面是很受欢迎的大众化新型食品，携带方便，吃时只要用开水一泡就行了，省时省事。然而，有的人特别喜欢吃方便面，有的人则由于工作需要不得不在特定环境中长期吃方便面，如不适当增加其他营养，就容易导致营养缺乏，从而危害健康。

方便面的主要成分是面粉，再加上各种调料。调料的数量和营养成分因品牌而异。但总的来说，多种营养成分在质和量上都不能满足人体需要，长期食用，必然会导致多种营养成分的缺乏，因此，必须适当予以补充。

长期食用方便面最容易缺乏的是蛋白质。因为面粉中的蛋白质含量只有12%左右，一天即使吃400克方便面，加上调料，摄入的蛋白质也不过50克左右（何况许多人还吃不了那么多）。如果按每日每千克体重需要蛋白质1.2克（这是一个很低的数字）计算，则食入的蛋白质就有较大缺口。况且，除大豆之外的植物性蛋白质多不是优质蛋白质，并不含有所有必需氨基酸。因此，其中必需氨基酸的种类和数量不能满足人体需要。

长期食用方便面造成的营养缺乏，更为突出的是维生素和必需的矿物质元素（包括常量元素和微量元素）在种类和数量上的缺乏。限于篇幅，这里不一一列举。

如果有吃方便面的嗜好，应尽量克服，或适当补充其他营养。如客观条件不得不长时间吃方便面的话，就要有计划、有针对性地补充有关营养成分，包括肉类、海产品、各种蔬菜等，以满足身体的全面需要。

毒品为什么碰不得

在毒品家族中，最常见的有鸦片、海洛因、吗啡、大麻、可卡因、摇头丸、冰毒等种类。根据来源及生产方式，它们可分为天然毒品、精制毒品和合成毒品三大类。海洛因、吗啡、鸦片是从原生植物罂粟中提炼加工而成的，而大麻和可卡因是从大麻树和古柯树中提炼而成的。因此，罂粟、大麻树、古柯树就属天然毒品，海洛因、吗啡、大麻、可卡因则是精制毒品。此外，

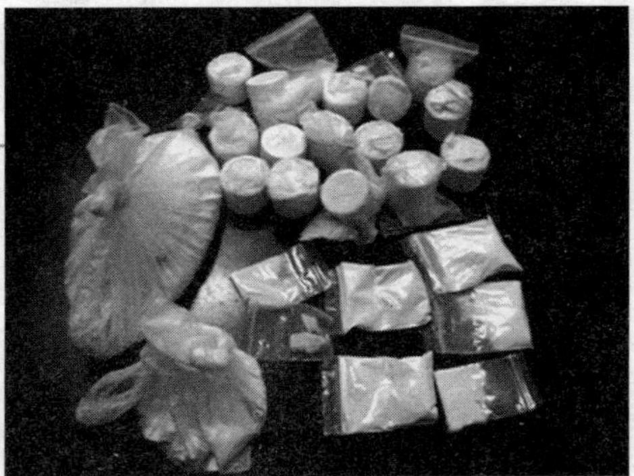

海洛因

从仙人球或帕约他仙人掌中提炼的麦司卡灵及从麦角菌中提炼的迷幻药LSD等，也是当今世界上流行的精制毒品。合成毒品是利用某些化学物质而合成的毒品，如冰毒（甲基苯丙氨）、安非他明、PCP（普斯普剂或循环苯吡啶）等。

知识小链接

海洛因

海洛因来源于鸦片，是吗啡二乙酰的衍生物，其化学名为二乙酰吗啡。白色结晶粉末，黑市品种纯度不一，由浅棕色至白色；亦有混杂奶粉、咖啡因、发酵粉或葡萄糖等物质。依纯度不同而以一号、二号、三号、四号、五号海洛因区分。通常用锡箔包装或以封口塑胶带方式流通市面。中国海洛因来源的主要毒源地是位于老挝、泰国、缅甸3个国家接壤的“金三角”地区。

在现实生活中，许多没有吃过的食品，都要试着尝一下才能知道它的滋味。但毒品是绝对不能试的，它就像一个恶魔，一旦试过，就会对它产生强烈的身体依赖和精神依赖。如果中断或减少毒品供给，全身会感到十分痛苦，表现为打哈欠、打喷嚏、寒战、恶心呕吐、腹绞痛、腹泻、全身骨头与肌肉疼痛等，只要恢复用药，上述症状就可迅速消失，这就是身体对毒品产生的依赖。还有，吸过毒品的人总不会忘记毒品带来的那种愉快感，因此总要想方设法找机会吸毒，这又是精神上对毒品产生的依赖。

基本小知识

仙人掌

仙人掌是一种植物，也是墨西哥的国花。属于石竹目沙漠植物的一个科。为了适应沙漠的缺水气候，叶子演化成短短的小刺，以减少水分蒸发，亦能做阻止动物吞食的武器；茎演化为肥厚含水的形状；同时，它长出覆盖范围非常大的根，用作下大雨时吸收最多的雨水。目前仙人掌科植物有将近2000种。

为什么戒除毒瘾那么难呢？成瘾者一旦毒瘾大发，自控力严重下降，人格分裂，难以忍受的渴毒感，使他们出现焦虑和烦躁的心情，并发生攻击甚至自伤、自残行为，以各种手段寻找毒品。

因此，欲戒毒者一定要在全封闭的环境，采取强制性手段方可解除身体依赖。而精神依赖的解除也要在医务人员的正确引导下有计划、有步骤地进行，才能做到真正意义上的戒毒。

近视眼发生前有什么信号

很多人以为，从一双正常的眼睛变为近视眼，是一个渐渐变化的过程。其实，在视力减退之前，眼睛会表现出种种预兆。这些是很重要的信号，因为它能提醒你及早采取防治近视的措施。

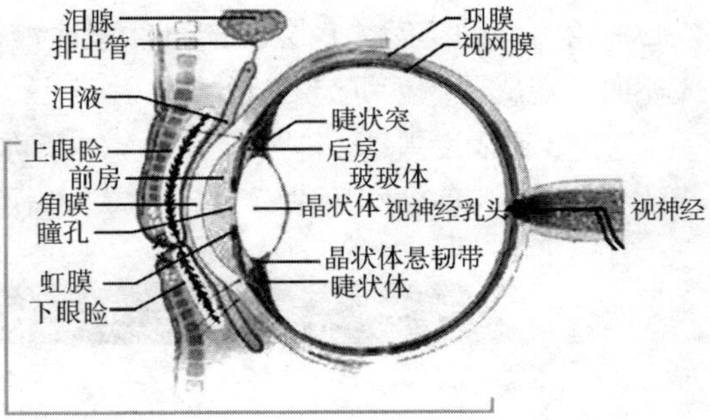

眼睛结构图

近视眼发生前的最重要的信号是经常感到眼睛疲劳。例如有许多十几岁的中小学生，看书时间一长，眼前就会出现字迹重叠串行。在看前方物体时，常常会产生若即若离的感觉。有些人在长时间眺望远处后，将视力移向近处物体，往往会感到眼前模糊不清。这些现象表明，由于眼睛过度疲劳，眼内的睫状肌已出现调节失灵。这种情况如果继续下去，将可能产生近视眼。

还有，在发生眼睛疲劳的同时，有些人的眼睛会出现灼热、胀痛等症状，严重的还会引起头部和颈背部的疼痛。这些都是由于眼部感觉神经发生疲劳性感觉过敏而引起的。

在这儿，医学家提醒大家，尤其是提醒家长们，一定要注意孩子身上发出的“近视眼信号”，以便及时纠正或避免发生近视眼。

为什么疲劳后眼圈会发黑

有不少人，每逢疲劳后，特别是睡眠不足或熬夜以后，两眼的眼圈会发黑，这是怎么回事呢？现代医学发现，人疲劳后眼圈发黑有两种情况：

（1）由于过度疲劳或睡眠不足而引起的，它造成眼皮长时间的紧张收缩，引起眼圈皮肤里的毛细血管广泛性充血。而眼圈皮肤的皮下组织很疏松，毛细血管充血量较多，血液回流不畅，加上眼圈皮肤又很薄，于是眼圈出现青黑色。对于这类非疾病性情况，只要注意休息，美美睡上一觉，这种眼圈发黑现象会很快消失。如果轻轻地用手指按摩眼圈皮肤，帮助里面的毛细血管血液回流，发黑现象也会减轻或消失。

（2）体内某个脏器有了病，最有可能是肾脏病。肾脏的细胞组织内有一种黑色素，肾功能衰弱后，黑色素就会显露出来，使眼圈发黑。另外内分泌或心血管方面的疾病，也会引起身体里血液循环紊乱，眼圈皮肤毛细血管长久充血，造成黑色素沉淀。

总之，眼圈发黑是一种“信号”，它告诉你疲劳过度，该注意休息；更可能是一种“警告”，通知你可能得了某种疾病，赶快去医生那儿检查一下身体吧！

多看绿色为什么对眼睛有好处

外界的物体具有各种颜色，可以使物体显得鲜明和优美，使人产生不同的情感和爱好。

过分鲜艳的颜色会使人产生倦怠的感觉，过分深暗的颜色则会使人的情绪感到沉重，红色和黄色可以给人一种耀眼的感觉，青色和绿色给人带来凉爽和平静的感觉。各种颜色对光线的吸收和反射是各不相同的，红色对光线反射是67%，黄色反射65%，绿色反射47%，青色只反射36%。由于红色和黄色对光线反射比较强，因此比较刺眼。青色和绿色对光线的吸收和反射都比较适中，所以对人体的神经系统、大脑皮层和眼睛里的视网膜组织比较适应。譬如，青草和树木的青色和绿色，不仅能吸收强光中对眼睛有害的紫外线，同时还能减少因强光对眼睛所产生的刺激。

> **你知道吗**
>
> **黑 色 素**
>
> 黑色素是一种生物色素，是酪胺酸经过一连串化学反应所形成的，动物、植物与原生生物都有这种色素。黑色素通常是以聚合的方式存在。

当你在紧张的学习或工作之后，倚在窗口眺望一下远处的树木，紧张的神经就会顿觉轻松，眼睛的疲劳也就容易消失。因此，在日常学习和工作之后多看青色和绿色，对眼睛有保护作用。

青少年看电视时应注意什么

（1）每次收看的连续时间不要太长。

（2）距电视机的距离不要太近，一般应在 1.5 米以上，电视机屏幕越大则距离越要远。

（3）电视机的亮度要合适，太亮刺眼，太暗看不清图像，都会伤害眼睛。

（4）电视机的环境光线不要太暗，可在电视机近旁开亮一盏灯。

（5）如果经常看电视，应适当进食维生素 A 含量较高的食物，如蛋类、动物肝脏等。

为什么发烧时要多喝开水

对于人体来说，水是最重要的物质，七八天不喝水，就要死亡，所以水和人的生命休戚相关。

基本小知识

新陈代谢

生物体与外界环境之间的物质和能量交换以及生物体内物质和能量的转变过程叫作新陈代谢。

一般说来，一个人每昼夜大约需要 2500 毫升的水。不过，人体所需的水量并非恒定不变的。拿健康的人来说，在炎热的夏天，需要的水量就多些；剧烈运动以后，需要的水量也多些。那么，为什么发高烧时所需的水量也要比平时多呢？道理很简单，因为，发高烧的时候，体内大量水分从呼吸道和皮肤渗出而蒸发掉。所以，发烧的时候必须多喝开水以补充不足，否则就会发生脱水现象而病上加病。除此之外，水有调节体温的功能，多喝水就能通过汗水的蒸发或小便的排泄散热而降低体温。另外，有的病是因为有致病细菌侵入造成的，多喝开水，水被胃肠吸收后进入血液，能把血里细菌所产生的毒素冲淡，并在水变成尿而排出时就能把它们一起带走，不让毒素在体内蓄积起来。除此以外，发高烧的时候，体内新陈代谢多半发生紊乱，并有危害人体的产物在血里出现。同一道理，水喝得多，就能把这些有害物质稀释、带走，减少它们对人体的不良影响。

午睡有什么好处

睡眠的目的是为了消除疲劳，恢复精力，午睡其实也是这个目的。

上午，人的精力总是比较旺盛的，这是因为经过了一夜休息，内部机能获得了休整，前一天的疲劳消失了。但是一个上午工作或学习以后，由于体力和脑力的高度集中和紧张，新的疲劳又产生了，并且人体内的热量也有很大的消耗，这时候生理机能除了要求补偿消耗掉的热量外，也要求能够适当地消除疲劳，恢复精力，以便下午更好地进行工作和学习。中午小睡一会儿，就能达到这个目的。在冬天或春秋两季，午睡的作用并不突出，人们在中午一般地休息一下也就可以了。但在夏天，午睡的好处就很明显。

夏季正午时分，烈日当头，太阳像火球一样灼热，由于周围环境的气温高，皮肤的血管往往容易扩张，血液大量集中于皮肤，引起体内血液分配不平衡，尤其是流经大脑的血液减少，从而发生一时性的脑贫血现象，使人感到提不起精神来，昏昏欲睡。另外，夏天昼长夜短，加上天热，人们一般都比其他季节睡得晚、起得早，这样就很难保证充足的睡眠，所以人到中午就很想打一会儿瞌睡，这是生理上必然的现象。

对于小孩来说，午睡尤其必要。因为小孩的器官组织比较稚嫩，生理机能还不完善，特别容易产生疲劳，通过午睡，他们的内部机能才能获得充分的休整。

为什么说“睡前洗脚，胜吃补药”

洗脚，不仅是一种传统的卫生习惯，而且可预防足癣等疾病，用热水洗脚可起到吃“补药”的作用。用60℃～70℃的热水洗脚能刺激末梢神经，调节自主神经和内分泌系统，促进血液循环，供应更多的养料和氧气，及时排除积存的废料和废气，加快新陈代谢，起到消除疲劳、改善睡眠和提高记忆力的作用。

根据中医经络学说：人体的五脏六腑都在脚上有相应的穴位，双脚共有66个穴位，占全身穴位的十分之一。经常洗脚并按摩脚上的穴位，能防治局部及全身的许多疾病。那么双脚受凉后，为啥容易引起感冒等疾病呢？因为人的双脚与心脏的距离较远，供血能力差，脚的皮肤温度稍低，而脚与上呼吸道黏膜之间却有着密切的神经系统联系。脚部受凉就会反射性地引起呼吸道黏膜内的毛细血管收缩，造成血流量减少、纤毛运动减慢，因而，机体抵挡病菌、病毒的能力明显减弱。这时，原来潜伏在鼻咽部的病菌乘虚而入，并大量繁殖使人致病。一旦发生感冒后，每日用热水洗脚 2～3 次，可促使鼻咽部黏膜充血较快消退，感冒症状减轻。

此外，用热水洗脚还可消除疲劳，预防长途跋涉或劳动所引起的下肢酸痛。睡前用热水洗脚，还能调节大脑皮层的功能，使脑神经处于松弛安静状态，使人安然入睡。因此，“睡前洗脚，胜吃补药”的说法是有一定科学道理的。

为什么说睡平板床好

人的一生大约有三分之一的时间是在床上睡觉度过的，因此，床对我们来说是相当重要的。床的类型有很多，有木板床、棕绷床、钢丝弹簧床、席梦思床等。

那么，睡哪一种床比较有利于人体健康呢？

从人体的生理结构来看，席梦思床、钢丝床、松弛的棕绷床等过于松软，都不是理想的睡床。在这些软床上睡觉，仰卧时人的脊柱呈弧形，侧卧时呈侧向弯曲，这样会使脊柱附近的韧带和关节负担过重。天长日久，容易引起脊柱的不适和疼痛。

如果让孩子睡软床，除了会产生上述弊端外，由于孩子骨骼尚未发育定型，还会造成脊柱弯曲变形及侧突畸形。

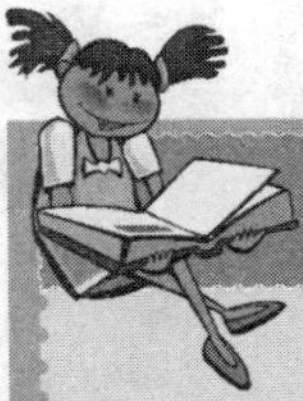

拓展阅读

席梦思的来历

100 多年前，美国有个卖家具的商人叫扎尔蒙·席梦思。他听到顾客抱怨床板太硬，睡在上面不舒服，于是动起脑筋。他试了许多办法，比如在床垫中塞进厚厚的棉花，没多久就压实了，还是不舒服。当他见到用铁丝做的弹簧时眼前一亮。于是，他买来一批粗细适中的铁丝，用铁丝缠绕、编织成床绷子，外面用结实的布口袋包起来，躺上去很舒服。1900 年，世界上第一只用布包着的弹簧床垫推上市场，立刻受到广大消费者的好评。

所以，医学家提倡睡平板床。一般说来，床的硬度以仰卧时臀部不过度下陷为原则。如果睡木板或炕，就能使脊柱基本上保持正常的生理状态。轻度的脊椎错位，只要睡平板床，经过一夜的休息便能得到纠正。婴幼儿睡平板床有利于骨骼正常发育。妇女睡平板床有助于保持优美的体形曲线。

睡懒觉有哪些危害

（1）导致肥胖。如果贪睡的同时又在晚餐中摄入大量的肉制品和甜食，加上不运动，使人体能量的消耗大大小于能量的摄入，很容易产生脂肪堆积在皮下，这将为青少年日后患高血压、心脏病留下隐患。

（2）破坏人体生物钟。如果青少年平时生活较有规律，逢节假日却睡懒觉，就会扰乱体内生物钟的时序，使激素水平出现异常波动，结果白天激素水平上不去，夜间激素水平降不下来，节假日过后就会有夜间睡不着，白天心绪不悦、疲倦、打哈欠等表现，所以必须保持良好的生活规律。

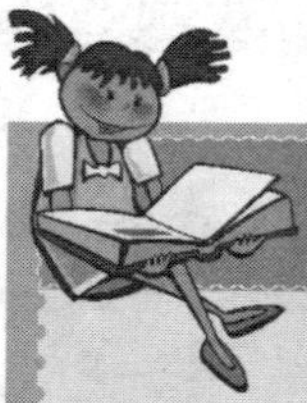

拓展思考

肥　胖

肥胖是指一定程度的明显超重与脂肪层过厚，是体内脂肪，尤其是甘油三酯积聚过多而导致的一种状态。由于食物摄入过多或机体代谢的改变而导致体内脂肪积聚过多，造成体重过度增长，并引起人体病理、生理改变或潜伏。评定标准：肥胖度＝（实际体重－标准体重）÷标准体重×±100%。

（3）影响胃肠消化功能。一般来说，一顿适中的晚餐，至次晨7时左右基本消化殆尽。此刻，胃肠按照机体的“饥饿”信息开始活动起来，准备接纳和消化新的食物，可是赖床者宁可让肚子空着也不愿起床进餐。长此以往，由于胃肠经常发生饥饿性蠕动，黏膜的完整性会遭到破坏，很容易发生胃炎、消化性溃疡和消化吸收功能不良等疾病。

（4）使肢体无力。清晨，肌肉和骨关节经过一夜充分的休息，通常变得较为松软，醒后立即起床做些运动，有助于使肌肉组织张力增强，肌肉的血液量增加，使夜间堆积在肌肉中的代谢物排出，从而使肌肉纤维增粗，提高肌肉的韧性。赖床的人肌肉失去了活动的机会，起床后往往会觉得浑身无力、腿软，也就是这个原因。

（5）对呼吸道的损害。经过夜间的睡眠后，卧室的空气中会含有大量的细菌、病毒、二氧化碳、水气、灰尘等有害物质，赖床不起，关闭门窗，会使人头昏脑涨、咽喉不适，这会使记忆力、智力下降，也会使呼吸道受到损害。

（6）引起手淫。有资料显示，青少年的手淫最容易发生在早晨似醒非醒的蒙眬状态，早晨睡醒后不起，很容易产生手淫的想法，影响正常的学习和生活。

青少年如何防治驼背

青少年预防驼背，平时应注意以下几个方面：

（1）注意端正身体的姿势。平时不论站立、行走，胸部都要自然挺直，两肩向后自然舒展。坐时脊柱挺直。看书写字时不过分低头，更不要趴在桌上。人们所说的要“站如松，坐如钟”是有一定道理的。

（2）正在发育的青少年最好睡硬板床，以使脊柱在睡眠时保持平直。

（3）加强体育锻炼。认真上好体育课、课间操，促进肌肉力量的发展。

（4）在全面锻炼的基础上做矫正体操。矫正体操有很多种，有各种形式的徒手操，有利用各种体育器械的矫正操。矫正驼背主要以增强背肌、挺直躯干和扩张胸廓为主。

青少年矫正驼背的方法有以下几种：

（1）上床后仰卧，在脊背下垫枕头，使头向后仰，坚持15～20分钟，早晨起床前再重复一遍。

（2）卧床上，双手后伸，躯干向后伸直，离开床面，然后放松回位，重复20～30下，每天2～3次。

（3）坐在椅子上，使整个背腰部紧贴椅背，手互握，手心向后，然后尽力将双肩后挺，头部略向后仰，保持这种姿势10分钟，每天6～10次。

（4）并腿站立，两手持体操棒放在背后肩胛骨水平处，做挺胸与松弛交替动作，也可做腹背运动和左右转体动作。

（5）分腿站立，两手在身后握体操棒，用力向后上方振臂，同时抬头。

为什么剧烈运动前要做准备活动

生命在于运动。经常参加体育运动，锻炼身体，有助于加强肌肉的紧张性，提高心肺功能和增强体质。但是，在进行足球或篮球等剧烈运动比赛时，替补队员上场前，都要做一些准备活动。

人体在进行剧烈运动时，神经和肌肉系统处于高度紧张状态，心血管、呼吸和内分泌系统都处于较高运转水平。人体内各组织器官要达到这一标准，必须有一个调整适应的过程，如果在剧烈运动前没有做好充分的准备活动，立即参加对抗性很激烈的运动，心血管和呼吸系统不能马上做出反应，以致人体无法发挥最佳的竞技水平。

还有，全身的肌肉和关节由于没有得到充分舒展，一旦进行剧烈的运动，可能出现乏力、疼痛等肌肉缺氧症状，容易发生运动性损伤，如肌肉撕裂和关节扭伤等，甚至发生外伤等意外。

为什么跑到终点还要慢跑一阵儿

在跑的时候，为了把充足的氧气和养料供给剧烈运动的下肢肌肉，下肢的小动脉和毛细血管几乎全部开放，这样流过下肢的血量就大大增加了。下肢小血管的舒张，对血液供应有好处，对血液流回心脏不会有不良影响。这是因为在跑的过程中，由于肌肉节律性的收缩，像泵一样压缩里面的静脉管，促使血液不断涌向心脏。若跑完后马上站立不动，则肌肉的泵的作用就消失了。于是血液因地心引力的作用，大量积聚在下肢开放着的小血管内，不能流回心脏，致使心脏输出的血量相应减少。这样血压也就降低了，血液不能被压向头部，使脑部发生暂时性的贫血，因而人就会晕倒。这种现象是血液受重力影响所引起的，所以又称为“重力休克”。

知识小链接

重力休克

赛跑时为了把充足的养料及氧气供应给正在剧烈运动的下肢，腿及脚部的血管就会尽量舒张，以助血液的畅通。如果赛跑完毕后立刻停下来站着不动，由于地心吸力的缘故，血液就会淤集在下肢，使脑部发生贫血，因而导致面色苍白、嘴唇发紫，甚至晕倒，这种现象叫作“重力休克”。

“重力休克”现象在中长跑后也会发生，多出现在不常练跑的人身上。因为常练跑的人产生了适应性，调节血管的机能较为快速和灵活，跑后能快速地调整下肢小血管，变开放为收缩状态，所以不易发生这一现象。

跑到终点或练习完以后，不要马上停下来，最好慢跑一阵儿，再过渡到走，然后再停下来。其目的就是借助于腿部肌肉的挤压的力量来抵消重力作用，把血液及时送回心脏，防止“重力休克”。

为什么跑步时不能用脚跟着地

跑步时脚的正确着地方法是：前脚掌着地，用力向后蹬伸，形成“扒地”动作。如果跑步时用脚后跟着地的话，不但跑的速度慢，而且对身体有不良的影响。

为什么用脚跟着地跑不快呢？因为脚跟着地会产生同跑进方向相反的作用力，这个力是向上向后的，而且由脚跟着地再转变到前脚掌向后蹬地（后蹬）的时间也长，这样就影响了向前的水平位移速度，跑起来一跃一跃的，速度自然会慢。相反，若是用前脚掌着地，就会产生比脚跟着地小得多的制动力，而且前脚掌着地之后就可以马上后蹬，从而缩短了蹬地时间，所以用脚前掌着地比脚跟着地要跑得快。赛跑运动员的钉鞋，只有脚的前掌有钉子，也就是跑时用不着脚跟着地的缘故。

跑时用脚跟着地为什么会对身体有不好的影响呢？因为脚跟着地得不到足弓的缓冲，所产生的震动要比前脚掌着地大得多，会使身体各部位（包括脑和内脏器官）受到震动；跟骨也会受到损伤，发生骨膜炎，或跟骨脂肪垫受损，引起脚后跟痛的毛病。因此，跑步时要掌握正确的动作技术，才能达到锻炼身体和提高运动成绩的目的。

基本小知识

骨膜炎

骨膜炎是由于骨膜及骨膜血管扩张、充血、水肿或骨膜下出血，血肿机化，骨膜增生及炎症性改变造成的应力性骨膜损伤或化脓性细菌侵袭造成的感染性骨膜损伤。

为什么冷水浴能锻炼身体

用10℃～22℃的冷水洗澡，首先会使皮肤温度降低，然后通过皮肤感受器和神经的作用，把冷的刺激传入大脑皮层，一方面提高了大脑皮层的兴奋性，使人精神活跃、情绪饱满、食欲增加；另一方面影响人体的体温调节中枢，使它能够适应不同温度的变化，提高人体对寒冷的耐受能力。人们如果经常用冷水洗澡，就显得精力充沛、身心愉快，对寒冷、潮湿和突然变化的天气有较高的耐受力，平时就不容易受凉受寒，从而增强了体质，增强了人们对各种疾病的抵抗力。

用冷水洗澡锻炼身体，一般应从夏天开始，每天早晨用冷水擦浴，以后逐渐过渡到冬天。洗冷水澡前，应该先用冷湿毛巾擦身，自上肢开始，经过胸部、腹部、背部至下肢，至皮肤发红为止，让身体渐渐对冷水适应。开始时，每次时间不要超过5分钟，以后逐步增加至15～20分钟，要循序渐进，经常锻炼。

如果身体不舒服、生病，应该停止洗冷水澡。饭前、饭后1.5小时内，也不适宜洗冷水澡。

为什么游泳时要用嘴吸气

游泳时正确的呼吸方法应当是用鼻子或嘴呼气，用嘴吸气。为什么人游泳时，不能像在陆地上那样用鼻子吸气呢？

游泳是在水中进行的，头经常埋在水里，鼻腔和嘴里都免不了要进一些水。鼻孔要比嘴小得多。根据流体力学原理，管子越细，通过的流体速度就越快；管子粗，流体的速度就慢。因此吸气时气流通过鼻子的速度要比通过嘴时快得多，很容易把鼻腔里的水吸进气管造成呛水。反之，我们用鼻子呼气，就能把水从鼻腔里呼出来，可以避免呛水。而用嘴吸气，由于口腔要比鼻腔宽阔得多，即使嘴里含有一点水，吐出来也比较容易，不至于在吸气时把水吸入气管。由此可见，学游泳必须要学会用嘴吸气，这是避免呛水的好办法。

打球对视觉有什么好处

球类运动项目很多，如篮球、足球、排球、乒乓球、羽毛球、手球、冰球、水球等。这些球类项目对人体的影响各有不同，但都对提高视觉机能很有好处。

（1）我们用眼睛注视某一物体（如球）的时候，同时还能用余光看到周围的其他景物（如双方队员、地上的白线、球门或球网等等）。这在生理学上就叫作视野。长期打球的人因为训练和比赛时经常要用余光看东西，所以视野比一般人要大一些，这是对视觉机能的第一个好处。

（2）经常打球能提高立体视觉。什么叫立体视觉呢？譬如看一个匣子，假如只看到它的长和宽，只会产生一个面的感觉。而实际情况是，我们的视觉除了能判断长宽以外，还能判断这匣子有多深，即有深度的感觉。有了长、宽、深这三种感觉，我们看起东西来才能把握其立体形象。判断对方和我方队员离自己的距离，以及球门、球筐离自己的距离，等等，也都要依靠立体视觉来实现。

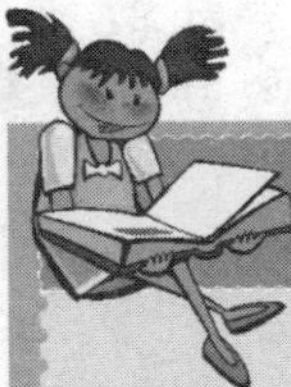

拓展阅读

羽　毛　球

羽毛球是一项隔着球网，使用长柄网状球拍击打平口端扎有一圈羽毛的半球状软木的室内运动。依据参与的人数，可以分为单打与双打。相较于性质相近的网球运动，羽毛球运动对选手的体格要求并不很高，却比较讲究耐力，极适合东方人发展。自1992年起，羽毛球成为奥运会的正式比赛项目。

（3）打球对视觉机能的第三个好处是能提高眼肌平衡能力，纠正斜视。

（4）常打球，对物体运动的速度和方位的判断能力也加强了，这也是球类运动的特点所促成的。

所以青少年朋友平时不妨多打一些球，这对眼睛是大有裨益的。

女孩洗头应注意什么

很多女孩把淋浴洗头当作每天必做的事，其实这样会伤害头发。如果每天早晨洗头发，久而久之，头发便会蓬散分叉。每周洗发 3 次是最佳的频率。皮肤分泌的皮脂首先覆盖在头皮上，达到毛发末端需要 3 天的时间，如果每天洗头的话，这些皮脂在头皮处就被洗掉，毛发末端将不会有皮脂到达，头发很容易脱落。失去皮脂的头皮会变得干燥，也容易起头皮屑。

即使是皮肤油性大的人，洗发次数也不应多于两天 1 次。干性发质的人尤其不能每天洗头。

有的人往往长期只使用一种洗发水，这种做法是不当的。

实验发现，不管哪一种洗发水，在使用后，或多或少都会在头发中留下它的成分。时间一长，这些化学物质不仅会削减该洗发水的功能，还会使头发失去光泽和弹性。解决的办法很简单——停止使用你喜欢的洗发水，换用另一品牌的产品。两个星期后，当你再度使用以前的洗发水时，会发现它的功能又跟从前一样好了。

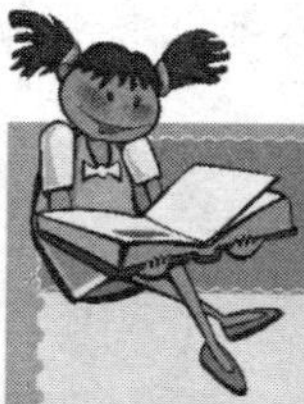

拓展思考

头 皮 屑

头皮屑在医学上称为头皮糠疹，是一种由马拉色菌（真菌中的一种）引起的皮肤病。马拉色菌在头皮上的大量繁殖引起头皮角质层的过度增生，从而促使角质层细胞以白色或灰色鳞屑的形式异常脱落，这种脱落的鳞屑即为头皮屑。头皮屑产生的原因通常分为生理性和病理性。

为什么少女不宜穿高跟鞋

足是人体的基石，它不但要负担全身的重量，还要走路和跳跃；而鞋子是足的忠实保护者，起到健步、保暖的作用。高跟鞋是鞋子家族中的一员，穿上它能使女性体形显得修长并勾勒出妩媚的线条。因而，为了追求美，有不少青少年也穿上了高跟鞋。其实，处于生长发育期的青少年穿高跟鞋弊多利少，甚至有害于健康。

所谓高跟鞋，一般是指鞋跟高于 3 厘米的鞋。由于高跟鞋的后跟细小，穿上后身体重量集中于很小的一点，处于生长发育期的青少年，足弓发育尚未完善，但又具有好动的天性，穿高跟鞋会使稳定性下降，容易引起足与踝部的扭伤以及足部肌肉和韧带的劳损，久而久之会出现足和腰部的疼痛。鞋底后跟过高，还会使跟骨前端下倾，纵弓遭到破坏，容易造成平足。不仅如此，高跟将引起足尖塞在鞋的前端，可使本来不觉狭小的鞋显得狭小，时间长了可引起各种脚趾疾病和前足掌部生鸡眼。更严重的是，少女长期穿高跟鞋，由于人体前倾，使腰椎非自然弯曲以求得全身的平衡，最终造成腰肌劳损，发生腰痛，甚至造成骨盆畸形，影响将来的分娩。

由此可见，青少年不宜穿高跟鞋。但是，鞋底过于平坦，也会使小腿肌肉过于紧张，人容易疲劳，行走时间长了，会感到下肢肌肉酸胀无力。科学家认为，适于青少年的鞋跟以不超过 3 厘米为宜，造型犹如人的足弓，可使脚掌受力均匀，穿上它也不易疲劳。“千里之行，始于足下”，治学如此，人体的保健也是如此。

趣味点击　鸡　眼

鸡眼，是由于局部皮肤长期抗体受到挤压摩擦而造成增生的角质层，形如圆锥体嵌入皮内，尖顶突入真皮中压迫神经末梢，局部一旦受压或受挤就会引起明显的疼痛。圆锥的底在皮肤表面为一圆形或椭圆形，淡黄色质硬的斑境界清楚，一般如黄豆大小。

上网应注意什么

（1）控制自己使用网络的时间，要在不影响自己正常生活、学习的情况下使用网络。

（2）切不可将网络（或电子游戏）当作一种精神寄托。尤其是在现实生活中受挫的青少年，不能只依靠网络来缓解压力或焦虑。应该在成年人或朋友的帮助下，勇敢地面对现实生活。

（3）不要在网上给出能确定身份的信息，包括家庭地址、学校名称、家庭电话号码、密码、父母身份、家庭经济状况等。如需要给出，一定要征询父母意见或好朋友的意见。

（4）不要自己单独去与网上认识的朋友会面。如果认为非常有必要会面，则到公共场所，且要有父母或好朋友（年龄较大的朋友）陪同。

（5）如果遇到带有脏话、攻击性、淫秽、威胁、暴力等使你感到不舒服的信件或信息，请不要回答或反驳，但要马上告诉父母或通知服务商。

（6）未经父母同意，不在网上发送自己的照片。

（7）你在网上读到的信息都可能不是真的。任何人在网上都可以匿名或改变性别等。一个给你写信的“12 岁女孩”可能是一个“40 岁的先生”。

伤痂为什么不能早揭

在日常生活中，受伤是常有的事，一般地说，只要伤口不发生感染，3～4天后局部就会出现一层薄薄的红褐色痂，痂逐渐增厚变硬；7～10天，硬痂会自行脱落，新生的嫩红色皮肤便显露出来。

然而，遗憾的是，在痂皮生长的过程中，由于局部发痒，有的人会用手抠、揭或者蹭掉。这样，本来不会留下疤痕的小创伤，愈后却形成疤痕。

皮肤受到损伤后，局部因受到刺激而使小血管扩张充血，浆液和白细胞从血管中渗出，而且，血液和渗出液中的纤维蛋白原很快转变成固体状态的纤维蛋白，它和残存的坏死组织一起构成凝块，进而形成痂皮，覆盖在创面上。之后，伤口开始在皮下进行修复：首先缺损区周围正常皮肤的上皮细胞增生，从四周向创面中心移动；其次在伤口底部长出新生的肉芽组织向上延伸。这些细胞都和痂皮紧密相连或者长入痂皮之中，直到表皮完全修复之后才与痂皮分离，并自然脱落。

如果在自然脱痂前强行揭痂，就有可能将正处于修复阶段的新生上皮细胞及肉芽组织一同“连根拔起”，甚至撕脱真皮组织，从而影响伤处的修复而产生疤痕。即使“根”没有被拔掉，也会使局部组织又一次受到损伤刺激，再次产生炎症反应，从而导致新生的皮肤出现淡褐色的色素沉着斑。

因此，当您不小心造成皮肤创伤而形成痂皮时，一定要好好保护，注意不要碰破，保持局部清洁卫生，及时擦去汗液，避免阳光直接照射，更不要抠、揭或蹭伤痂。

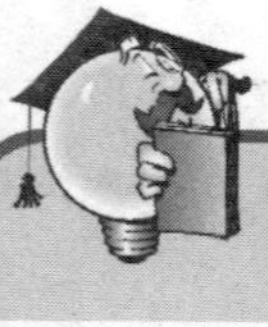

广角镜

浅表性疤痕

这是指在皮肤浅表层的一种疤痕，多由于皮肤轻度擦伤或浅表烧伤（真皮浅层）所引起。其外表稍异于正常皮肤，表面粗糙或有色素变化，一般无功能障碍。随着时间的推移，疤痕将逐渐不明显，因此这类疤痕一般不需处理。

青少年必知的医学知识

疾病防治

QINGSHAONIAN BIZHI DE YIXUE ZHISHI

随着时代的发展、社会的进步，人们的精神与物质生活水平不断提高，对自身的健康也越来越关注与重视。那么，怎样才能获得健康，怎样才能有效地防治疾病呢？或许你也曾有过感冒鼻子不通的时候，你也曾有牙痛得翻来覆去彻夜难眠的时候，你也曾听过或见过有高血压、白血病甚至癌症的人，那么我们是否也曾为怎样才能预防这些疾病而烦恼？下面就让我们一起走进第三章——疾病的防治。

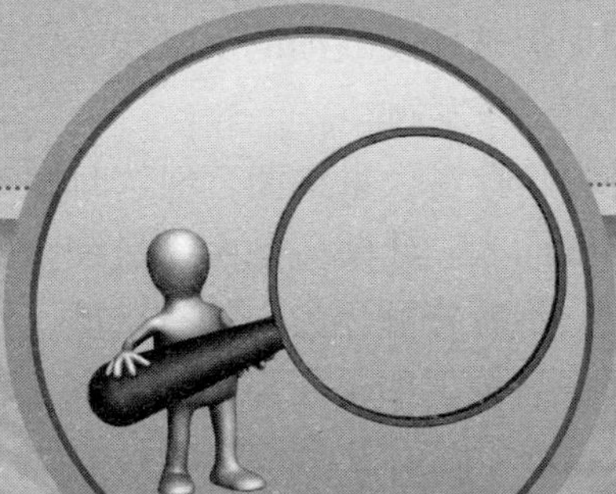

为什么感冒时鼻子不通气

感冒，通常也叫上呼吸道感染，是病菌或病毒感染了我们的鼻、咽、喉、气管而引起的。

鼻子就像一个两头通的走廊，这个走廊中间又有一堵墙（鼻中隔）把它分为两条更小些的通道，这个小小的通道就称为鼻腔。鼻腔一端与外界相通，就是我们看到的鼻孔，另一端则与口腔后部相通，气体就是打这儿进入气管的。

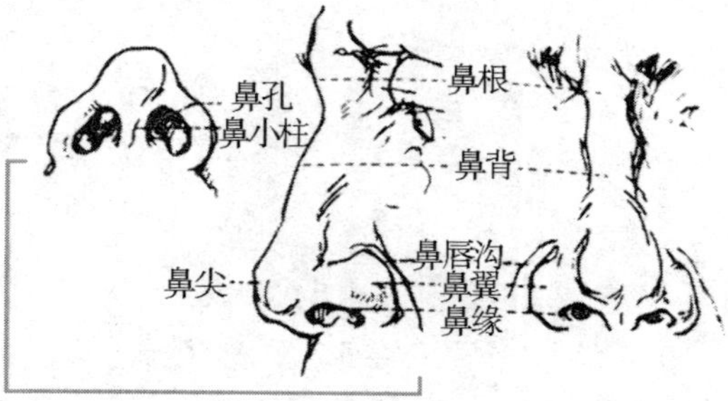

素描鼻子结构图

在鼻腔的表面有一层黏膜，黏膜上有大量的毛细血管，还有许多能分泌黏液的细胞，这些细胞平时也分泌少量的黏液。当感冒时，鼻黏膜会发炎，毛细血管会扩张，组织也会肿胀，而且这时黏液也大量分泌（即鼻涕），把个窄窄的“过道”塞得满满的，鼻子自然就不通气了。

龋齿是怎么出现的

龋病是细菌造成的牙齿破坏及缺损的一种疾病。患了龋病的牙齿就称为龋齿。龋病是一种常见病、多发病。

正常情况下，口腔内也存在大量细菌，但这时并不形成龋齿，细菌只有在形成牙菌斑后才能乘虚而入。牙菌斑是由大量细菌、糖及其他有机物质构成的，它附着在牙齿上，不断分解牙齿内的有机质，使牙齿遭到破坏。龋齿的发生还与口腔内的环境有关，如果牙齿排列不齐、表面粗糙，就利于食物堆积、繁殖，从而为菌斑的形成创造了良好的环境。

机体的健康状况对龋齿发生也有影响。一些内分泌疾病、慢性疾病，以及机体营养不良等都会造成牙齿抵抗力下降，从而导致龋齿。

食物也是导致龋病的重要原因。一些含糖多、黏性大的食物很容易滞留在牙齿表面，而且容易发酵，这就为细菌的破坏活动创造了良好的环境。那些不易发酵的食物，如水果和蔬菜等，不易滞留在牙齿的表面，而且还对牙菌有磨擦和洗净作用。

知识小链接

发 酵

发酵有时也写作酦酵，其定义因使用场合的不同而不同。通常所说的发酵，多是指生物体对于有机物的某种分解过程。发酵是人类较早接触的一种生物化学反应，如今在食品工业、生物和化学工业中均有广泛应用。

牙痛怎么办

青少年的牙痛，大多是由蛀牙引起的，蛀牙是细菌侵蚀的结果。口腔里的细菌非常小，人的肉眼看不见，只有在显微镜下才能观察到它们的活动。每当我们吃过食物后，牙缝里留下了一些食物的残渣，细菌就在这些残渣里生长，还产生一种叫作乳酸的东西，时间一长，乳酸逐步侵蚀了牙齿，牙齿开始有了小洞，小洞渐渐变大、变深，使牙受到了损伤，疼痛就开始折磨我们了。厉害的还会波及牙床，脸也会肿起来。

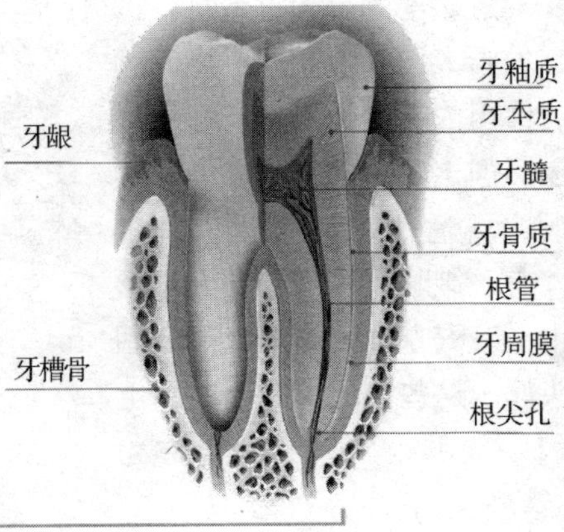

牙齿结构图

牙痛怎么办？请你选择下面的方法试一试：

用消毒棉球蘸上十滴水（一种中成药），然后将它放在病牙上面，可以止痛。也可用白酒代替十滴水。

取红辣椒一只，放在火上烘烤至半焦鼓起，等到不烫嘴时，切一小片咬在病牙上，三五分钟后去掉。如果疼痛未止，可重复一次。

牙痛时，做上下牙的叩击，速度由慢变快。只要能够忍受，就尽可能地重叩，坚持 5～10 分钟，疼痛就会消除。

在手掌拇指与食指间的凹处，有一个穴位叫作“合谷”。牙痛时，按摩合谷穴也能有效地止痛。注意：当你右边牙痛时，请按摩左手掌的合谷穴；左边牙痛时，则按摩右手掌的合谷穴。

一半醋一半凉开水相兑，用其漱口。连续反复多次，对治疗牙周炎疼痛尤其有效。最好早、晚各 1 次，坚持 2 周。

为什么会头痛

头痛的起因可有千百种。你要知道，头痛不是病，它是症状。通过头痛我们只不过是知道在某处发生了障碍——在身体的某部分或在神经系统中。

当然我们对于头痛的机理——体内或神经系统中发生的导致头痛的变化——也知道一些。疼痛来自头颅内的某些结构。头中脑表面的静脉有痛感。敏感的不是脑深层，而是脑的外膜和动静脉。这些结构有病时，你就头痛。再有，你的鼻窦、牙、耳和肌肉有病时，疼痛可以串到脑区而造成头痛。颈部和靠近头部的肌肉收缩时，也可产生头痛。

你听人谈到他们的头痛问题时，你可能听到他们各自提出的原因。但这其中大部分都是一般情况，可适用于许多人。例如说，有人饿时就头痛，有人早晨外出没有喝咖啡就头痛，或者酒后头痛。这些情况的发生实际上是因为头颅动脉的扩张，称为“血管性头痛”。

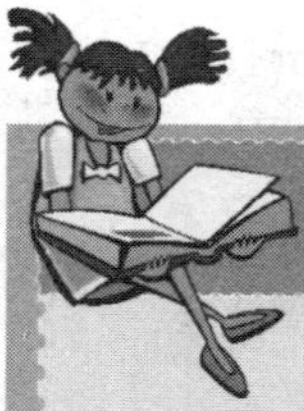

拓展阅读

咖　啡

咖啡一词源自埃塞俄比亚的一个名叫卡法的小镇。咖啡、可可、茶叶，并称为世界三大饮料。

或者某个人突然受到震荡或头部扭伤，于是开始诉说头痛。这种情况并没有什么特殊。发生的只不过是头中的痛敏结构受到牵拉，结果产生头痛。有的人可能是感情上的紧张，这会促使背部、颈部和头下部的肌肉紧张起来，其结果是引起头痛！

偏头痛是一种特殊的头痛，同以上这些很不相同。但你可以看出，有很多原因会导致我们称之为“头痛”的症状有很多原因。

生了冻疮怎么办

冻疮初期（溃烂前），可在患处涂上热醋或姜汁，每日 2～3 次，连续几天便可见效。

民间还有用辣椒来治疗冻疮的做法。具体方法有两种：（1）将几只尖头辣椒放在锅中，加上一点水，熬出些辣汤，辣汤倒出后稍稍晾凉，待不烫手时，就不停地反复搽洗冻疮处。（2）将几只尖头辣椒浸没在酒中，7 天后，辣椒酒制成了，用它搽抹冻疮同样有效。

治疗已溃烂的冻疮，第一步是消毒。可用 3% 的双氧水清洗患处。双氧水是一种强氧化剂，能起到消毒和抑制细菌生长的作用。第二步是消炎。既可用医院配的治疗冻疮的消炎药膏，也可用自制的蛋黄油搽抹患处，使疮口不再继续发展，并能逐渐痊愈。

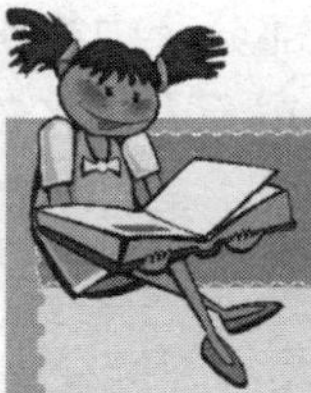

拓展思考

辣　椒

辣椒，又叫番椒、海椒、辣子、辣角、秦椒等，是一种茄科辣椒属植物。辣椒属为一年或多年生草本植物。果实通常呈圆锥形或长圆形，未成熟时呈绿色，成熟后变成鲜红色、黄色或紫色，以红色最为常见。辣椒的果实因果皮含有辣椒素而有辣味，能增进食欲。辣椒中维生素 C 的含量在蔬菜中居第一位。

蛋黄油的制作方法是：先将鸡蛋煮熟，取出蛋黄放在铁勺中，在炉上用小火煎，待到蛋黄油煎出后，滤去蛋黄渣，便是蛋黄油了，等油冷却后就可以使用。

疮面涂上药膏或蛋黄油后，最好用消毒纱布包扎，既可防止药膏被擦去，又可保护溃烂处不被碰破碰疼。

神经病和精神病有何不同

日常生活中，有不少人把神经病和精神病混为一谈。那么，什么是神经病和精神病呢？

要弄清什么是神经病，首先要弄清什么是神经。从解剖学上讲，神经一般指神经干，由神经纤维以及包绕它的结缔组织构成。神经系统可分为中枢神经系统和周围神经系统两大部分。中枢神经系统包括脑和脊髓，周围神经系统连于脑和脊髓，其分支分布于人体各部。神经的颜色、粗细、形态经解剖都可直接用肉眼看到。神经系统是人体最重要的一大系统，它管理着人体其他各个系统。

神经病，是指脑和脊髓以及周围神经由于感染、血管疾患、外伤、肿瘤、中毒、变性遗传、先天性畸形、免疫反应以及代谢障碍等疾病所导致的瘫痪、麻木、疼痛、惊厥、昏迷等。

精神病，是由人的各种精神因素所导致的大脑功能紊乱疾病。一般表现在病人的行为、思维、幻觉、智能、情绪方面，具体是兴奋躁动、思维散漫、幻觉妄想、智能痴呆、情感失调等。例如，精神分裂症就是一种最常见的精神病，患者通常有思维、情感和行为的紊乱，与周围环境不相协调的特点，有的不吃不睡、怒骂呐喊、毁物打人、不知羞丑，有的表情淡漠、语无伦次、哭笑无常。

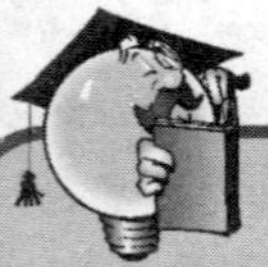

广角镜

畸形的预防

通过婚前检查、遗传咨询、孕妇保健避免畸形的发生，还可通过羊水或绒毛检查、B超及胎儿镜等手段预防畸形儿产生。早期诊断及宫内治疗可减少畸形儿产生。

神经病和精神病是两类性质根本不同的疾病，但是，它们之间也存在着联系——有的患有精神病的病人，也可能伴有神经系统的功能障碍。平时人们所说的“神经病”一般指的是精神病。

狐臭是怎么回事

狐臭又名腋臭、臭汗症，因其气味与狐狸身上的气味相似，故名。是部分青少年身上出现的一种皮肤疾病。患这种病的人的汗液有一种难闻的特殊臭味，特别是到了夏天，气味更大。

人体有两种汗腺，一种叫小汗腺，另一种称为大汗腺。小汗腺分布在全身的皮肤里，从人一出生它就开始了分泌汗液的功能。它分泌的汗液无特殊气味，主要是水和极少量的无机盐。小汗腺的分泌是一种反射性活动，温热作用于皮肤温感受器，产生的神经冲动传到下丘脑，发汗中枢发出指令，命令小汗腺分泌汗液，汗液被蒸发带走大量体热，从而降低体温。大汗腺分布于腋窝、外阴、脐部、肛门和乳头周围等皮肤里，它分泌的汗液为乳白色糊状或胶状物质，含有丰富的有机物。这些有机物本身并无臭味，由于腋下等处生活着许多细菌，它们将大汗腺分泌的汗液中的有机物分解成不饱和脂肪酸，这些不饱和脂肪酸具有臭味，于是大汗腺分泌的汗液便发出了难闻的臭味。由于腋窝处多毛，大汗腺多，出汗多，又不通风，有利于细菌的生长繁殖，因而腋窝处臭味明显。人人都有大汗腺，所以人人身上都有一定的气味，只不过各人的大汗腺发育程度不同，气味有浓有淡。

腋臭大部分发生在青春发育期，因为在儿童时期大汗腺不够发达，老年人大汗腺萎缩，所以儿童和老年人都较少出现腋臭，大多数有腋臭的人随着年龄增长腋臭会逐渐减轻或消失。从腋臭发生的性别来看，女的比男的多，因为女青少年的大汗腺比男青少年多，尤其在月经期、孕期味道更为严重。从遗传角度来看，腋臭有一定的遗传性，在一个家庭里或家族中，常发现同类患者。

腋臭不影响身体健康，不严重的腋臭一般不用治疗，要注意个人卫生，经常洗澡擦身，保持腋窝局部的清洁干燥。如果腋臭较为严重，可用浅层 X 线照射腋窝局部，抑制大汗腺的分泌功能，也可用手术法切除大汗腺，清除腋臭。

被猫、狗咬伤后怎么办

近年来，随着人民生活水平的提高，各地养宠物之风盛行，使得狂犬病的发病、死亡率急剧升高。那么被猫或狗咬伤、抓伤后应怎么办呢？

首先，伤口处理要及时。先用止血带（也可用鞋带、头绳代替）将伤口上下端勒紧，以防病毒扩散。然后用干净刀、剪（可用火消毒）将伤口扩大，这时为了保住性命就不能怕痛了。用空瓶做拔火罐将局部血液吸出，用高锰酸钾液、肥皂水或醋反复冲洗伤口，再用大量清水冲洗 10 分钟，最后用浓硝酸或浓碘酒烧灼伤口。注意一点，只要不伤到大血管，伤口千万不能包扎。经过这样处理，对一般咬伤，狂犬病的发病率可大大降低。

接着，应马上送病人到防疫站，注射抗狂犬病毒血清和狂犬病疫苗。

狂犬病并不是马上发作，发病前有一个潜伏期。潜伏期长短不一，有数日、数月甚至有 1 年的。不要以为当时没发病或几天内没发病就可以没事。另外，咬人的狗即使不是疯狗，也可能是狂犬病毒的携带者。狂犬病病毒不是只有狗身上才有，猫也可能携带狂犬病病毒，因而被猫、狗咬伤或抓伤，千万不可掉以轻心。

知识小链接

狂　犬　病

狂犬病通常由病兽以咬伤的方式将病毒传给人，使人体受到感染而发病。临床表现为特有的恐水、恐声、怕风、恐惧不安、咽肌痉挛、进行性瘫痪等。

为什么要打预防针

在我们生活的环境中，存在着各种各样的细菌、病毒；换句话说，我们每个人在生活、工作中都无时无刻不在同这些微小生物打交道。有的人经受不了这些微小生物的袭击，被感染得病，但也有不少人却极少患病。这是为什么呢？

原来，这一方面取决于细菌、病毒的毒力和数量，但更主要的是取决于人体的免疫力。免疫是机体的一种生理性保护反应：（1）可以抵抗细菌、病毒等微生物的侵袭，使人体免受其害；（2）可以经常清除机体内已衰老死亡的细胞或变质细胞，以维持人体新陈代谢，防止癌变。免疫反应过高或过低，人体都会表现出疾病。

一般免疫反应可以分成两类：（1）非特异性免疫反应。这类免疫反应是机体在长期的种族进化过程中不断与各种细菌病毒等做斗争而建立的。它是人们生来就有的，也可以遗传给后代。（2）特异性免疫反应。它不是天生的，而是人体在生活中不断获得的。从受精卵发育成人要经历十分复杂的过程，在这个过程中免疫系统也不断发展完善。

儿童免疫系统还不健全，对外界细菌、病毒的防御能力也差，因此，容易患许多疾病，如麻疹、小儿麻痹症、百日咳、白喉、破伤风、乙肝、结核等传染病。而成人呢，一般来讲都有一定的免疫力，可以抵抗那些致病的敌人，因而很少得传染病。为了保证儿童健康成长，预防传染病发生，科学工作者制成了许多菌苗、疫苗、类毒素等制品，注射到儿童体内，使他们对疾病产生抵抗力，避免或减少传染病的发生。这就是我们通常所说的预防针，医学上叫预防接种。

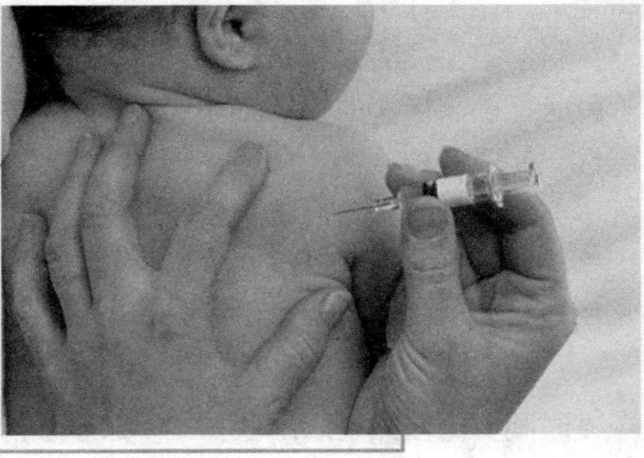

基本小知识

乙　肝

乙型病毒性肝炎，简称乙肝，是一种由乙型肝炎病毒感染机体后所引起的疾病。乙型肝炎病毒是一种嗜肝病毒，主要存在于肝细胞内并损害肝细胞，引起肝细胞炎症、坏死、纤维化。乙型病毒性肝炎分急性和慢性两种。急性乙型肝炎在成年人中90%可自愈，而慢性乙型肝炎表现不一，分为慢性乙肝携带者、慢性活动性乙型肝炎、乙肝肝硬化等。

打预防针的目的是使人主动地产生对某种传染病的抵抗力。现有的预防针有很多种，不同的预防针能够预防的传染病不同，如果漏种、错种，都达不到理想的效果，有时还会发生意外。因此，预防接种应该听从保健站医生们的安排，切不可自作主张。

有些孩子在预防接种后会出现一些反应，如发热、轻度皮疹等，这时只要注意休息，多喝点开水，很快就会恢复正常的。

打预防针为何能防病

有些疾病人们患过以后，会获得或长或短的免疫力。可是，必须是在生过病以后才能获得免疫力，这还是很不好。人们就想，要是不用生病也能获得免疫力该多好啊！于是科学家们发明了预防接种。

科学家在搞清了自然状况下人们获得免疫力的途径后，发明了一种办法，那就是把引起疾病的这些细菌、病毒分别提纯，然后用各种方法减弱它们的毒性，制成各种疫苗、菌苗，然后让它们进入人体。因为毒性减弱了，所以并不会使人生病，但人体的免疫系统照样“记住”了“坏蛋”的面孔，在体内产生了抗体。这样，就使人在健康状况下获得了免疫力。这种为了预防某种疾病，而把疫苗（或菌苗）接种到人体的过程，就叫作预防接种。

当然，因为预防接种的疫苗或菌苗是经过减毒处理的，所以这样获得的免疫时间要比自然生病所获得的免疫时间要短，所以有不少疫苗要接种好几次才能保持人体内的免疫力。

如何防治沙眼

沙眼是由沙眼衣原体引起的一种慢性传染性眼病。得了沙眼就会见风流泪。

（1）沙眼的症状：①潜伏期 5～12 天，多发生于儿童及少年时期。②双眼发病，眼部发痒、异物感及迎风流泪。③结膜充血、肥厚、乳头增生、滤泡瘢痕形成。④用放大镜或裂隙灯显微镜检查可见角膜血管翳。⑤结膜刮片染色检查有时可见沙眼衣原体。

（2）沙眼的感染：是由沙眼衣原体引起的常常累及角膜的一种慢性传染

性结膜炎。由于沙眼衣原体广泛地存在于空气、灰尘、皮肤及病人的分泌物中，任何与病人分泌物接触的情况都可造成感染机会，如共用毛巾、脸盆等。所以，沙眼流行范围广，感染快，男女老幼均可患病。

(3) 沙眼的预防：在孩子的日常生活中就显得尤为重要和必要。具体而言，孩子和大人的脸盆、毛巾要分开使用，特别是卫生间的固定洗脸盆，如果全家共用的话，要注意及时消毒。毛巾、手帕要经常洗晒，不要用脏手擦眼睛。

(4) 沙眼的治疗：如果患了沙眼，轻度的可以使用药物治疗，但必须坚持治疗 1 ~ 3 个月，主要是点眼药术；严重的就需要手术治疗，去除滤泡，或者采用射频消融治疗。

广角镜

眼睛充血

眼睛充血笼统的概念认为是眼白发红。球结膜和巩膜组织的血管在某种情况下出现扩张充血、淤血或出血时，即可呈现眼白发红。由于眼部各部分组织的血供来源不同，其表现的眼睛充血形态也不一样，而反应的病变部位也不尽相同。因此眼睛充血是许多眼病所共有的常见症状。

怎样防治红眼病

所谓红眼病，一般是指“急性结膜炎”，是由细菌或病毒引起的。它的发病很急，在感染细菌或病毒的几小时内即发病。在炎热的夏天，由于细菌或病毒容易生长和繁殖，有时会引起暴发流行。一旦感染此病，从发病到痊愈少则 3 ~ 4 天，多则 7 ~ 8 天，甚至更长时间。

这种病开始时眼睛有些发痒，感觉好像眼内有沙粒，眼白逐渐发红，眼皮发肿，眼屎很多，早晨起床上下眼皮被眼屎粘住。由于眼屎的影响，看东西模糊不清，有时还会出现头痛、喉痛、发热以及眼白下面出血等症状。如果病情严重，黑眼珠也会受到影响，引起发炎，从而影响视力。

红眼病是怎样传染的呢？主要是通过手、手帕、毛巾、公共浴室和脸盆、游泳池等接触传染的。红眼病是完全可以预防的，预防的方法主要是要养成勤洗手、不用脏手揉眼的良好习惯。洗脸时要做到分水、分巾，不用红眼病病人用过的毛巾和脸盆，毛巾要经常用肥皂洗涤晒干，挂在通风处，保持清洁、干燥。脸盆要经常保持清洁，公共毛巾要严格煮沸消毒。

一旦得了红眼病，应自觉做到不去游泳池游泳，不到公共浴室去洗脸洗澡。当然，最重要的还是尽快用药治疗。

为什么做眼保健操能预防近视

一双正常的眼睛，为什么会渐渐变成近视眼？原因有很多，其中最主要的是不注意用眼卫生。长时间用眼过度，使眼睛经常处于紧张状态，久而久之就成了近视眼。眼保健操，是针对造成近视眼的病因，运用中医学中的推拿、穴位按摩等方法，综合而成的预防近视眼的措施。眼保健操通过按摩穴位处的经络，引起条件反射，从而消除眼睛调节和集合的紧张，恢复调节和集合的功能，这种作用中医学叫作“疏通经络，调和气血”。

在整个人体中，经络系统与血液循环系统相似，也是分布于全身的。如果某个部位发生障碍，就会产生疾病。眼保健操的穴位按摩，就是起到排除障碍的作用，使经络疏通，有利于加强血液循环，属于物理疗法。这种微弱的穴位按摩刺激，可以通过神经的反射，加强整体组织的新陈代谢，改善和增进血液循环，消除调节和集合的紧张，恢复人体的生理机能，从而起到预防近视眼的作用。

所以，做眼保健操是一种符合科学原理的预防近视眼的方法，只要持之以恒、穴位正确，就可以起到预防近视眼的作用。

为什么儿童也会得高血压

提起高血压，人们总以为是成年人的常见病，与小儿无缘。其实不然，小儿，甚至婴儿，不仅会患高血压，而且发病率有逐年增高的趋势。根据大量研究资料的统计，发现小儿高血压约占小儿总人数的3%。更为重要的是，成年人的高血压有不少从儿童时期起就已开始发生。

那么，小儿为何也会患高血压呢？医学家告诉我们，小儿高血压可分为两类：（1）继发于某些疾病，如急性肾炎、肾血管病变、腹主动脉狭窄以及内分泌疾病等。（2）可能与遗传、肥胖以及紧张等有关。尤其是后一类原因导致的高血压，将来很容易发展为成人高血压。因此，要争取在早期就发现那些对高血压起决定作用的危险因素，以利于有效地预防和控制高血压的发生和发展。

为什么有的人口吃

也许最复杂和最难演奏的乐器要算人类说话用的器官了！为了能够发声和说出字来就要使用这全套器官，包括腹、胸、喉、口、鼻、横膈、各种肌肉、舌、颚、唇和齿！

发声时使用的最重要器官要数口腔、颚、双唇和舌的肌肉了。我们为什么能够把这个乐器“演奏”得这样好呢？这是因为我们在幼年适应力最强的时候就开始学习了，而且从此以后我们就一直在练习！

显然，如果我们不能够和谐地演奏这个乐器（发音器官），那么我们说的话就会出现问题。说得不对头一口吃了。

当发音器官中有一个或一个以上的部分出现痉挛时，就出现口吃。我们正说的话忽然停住了；有一段间歇，然后常常继之以一段快速的重复，重复最后那个音。

口吃有各种程度，可以由只是不能顺利地发出某些字母和音节，一直到整个脸和舌、喉和肌肉都处于痉挛状态。

口吃很少在四五岁之前出现。一个孩子可能因为某个发音器官确实有问题而出现口吃。情绪障碍也时常造成口吃。

通常人口吃时，爆破辅音最容易引起问题——“B、P、D、T、K”和“G”。发爆破音是先紧闭双唇中断气流，然后突然开唇。你可以自己试试看自己怎么发“B”的声音。这是爆破音！

广角镜

膀胱痉挛

在医学上对膀胱痉挛的定义是指膀胱平滑肌或膀胱括约肌痉挛性收缩，无炎症变化。在临床上的表现以尿淋漓、暂时性闭尿和尿性腹痛为主要特征。通常来说，引起膀胱痉挛的原因常见于中枢神经系统疾病或疝痛性疾病，反射性地引起膀胱痉挛。见于尿液长时间滞留、尿中异物（结石、肿瘤、毒物）直接刺激膀胱，引起膀胱痉挛。

如果教导口吃的人慢慢地读和说，仔细地发每个音节，这常可以避免口吃。当然，如果情绪障碍是造成口吃的原因，就还需要特殊治疗。

遗忘症是怎么回事

人们时常可以在报纸上看到一些报道：有人忘了自己是谁了。关于自己的过去他什么也想不起来，连自己的名字也记不起来了。我们说这个人是得了遗忘症。

我们常常会感到情绪上的波动。我们可能由于某种原因感到心里受到某种创伤，感到生气、失望或惊恐。当我们感到这种情感上的痛苦时，我们就想做点事情来解决它。举例说，一种简单的处理方法是大哭，或者脸红，或出一身冷汗。事实上，这些反应的发生不在我们的意志控制之下。这些都是正常的反应，因为每个人几乎都有这种反应。

可是一个人也可以用另外一种方式对待情感刺激和痛苦。他不去面对造成他不安的问题，却采取了另外一种反应方式使他自己感受不到这种不安心情。他逃避不安。他用这种方式保护自己免受情感上的痛苦。

遗忘症就是这种反应的一种形式。于是人的表现就好像曾经烦扰他使他不安的事情根本没有发生在他的身上，而是发生在其他人的身上！他把一切烦恼全给忘了。

在这个遗忘过程中他还忘记了许多与他的不安心情有联系的事情——包括他自己是谁！过去的任何事情他就是想不起来了。但是在现实生活中他可以表现得很正常。他的生活和工作表现就像另外一个人，但可能并不引起其他人的注意。

有的时候一个患遗忘症的病人可以自发地突然好了。但是在许多情况下是由精神病医生治好的。有一点很奇怪，遗忘症病愈的人却记不起来患病时的事情了。

狂犬病是怎么回事

狂犬病病毒侵犯脑子和脊髓，因此它才危及人的生命。狂犬病是一种病毒感染，病毒是一种非常小的病原体，用普通显微镜看不见。

狂犬病病毒可以感染一切温血动物，可是人得狂犬病最常见的原因是由于病狗咬伤造成的。正因如此，人被狗咬后总要找到咬人的狗，检查狗是否患有狂犬病。听之任之靠运气是不成的！

要想判断一条狗是否已经传染上了狂犬病并不太容易，因为疾病表现出来需要一个很长的时间——通常要 4 ~ 6 周。首先狗很安静，发烧，对食物不感兴趣。然后它变得激动起来，口里冒着唾沫。它开始咆哮，向人吠叫，很容易咬人。这些症状一出现，它也就没希望了。病狗在 3 ~ 5 天内就要死亡。

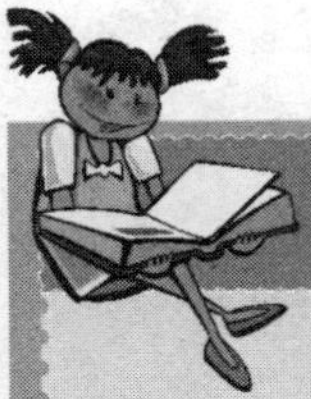

拓展阅读

温血动物

温血动物（恒温动物）在动物学中指的是那些能够调节自身体温的动物，它们的活动性并不像冷血动物（变温动物）那样依赖外界温度。

人类患上狂犬病最初的症状和狗发病时很相似。传染上狂犬病的人一开始也是安静的。他发烧并有些异样的感觉，不久就觉得肌肉发紧。他想喝水的时候，口部和咽部的肌肉就紧张起来，仿佛痉挛一样。这种肌肉痉挛是由于神经系统的改变造成的。但过去人们认为这种痉挛是由于人们害怕水，所以狂犬病曾经有另外一个名字——“恐水症”。但这名称并不正确。

通常当呼吸肌出现痉挛时就会造成死亡。由此可见，这种病的预防是最重要的。咬伤处必须很彻底地清洗，在咬伤 3 天之内要注射血清。这样做是为了在病毒能够繁殖和侵犯脑部之前就消灭它。每天注射，要注射 2 ~ 3 个星期。这一切都是为了防止病毒占据机体。

血友病是怎么回事

你也许不知道，你的血液里有一种肉眼看不见的“急救箱”，万一血管破裂，便在破裂处堵上“吸水棉”，不让血液流出。当然，用的并非真正的吸水棉，而是别的什么东西，其作用很像吸水棉。这指的是一种生理过程，称为血液凝固。血液之所以能凝固，是因为其中出现坚韧而有弹性的纤维蛋白长丝，其作用有如塞子，可以堵住血管破裂的地方。

每个人身体里血液凝固的速度是各不相同的。有些人的血液凝固得极慢，甚至不凝固。这种人很容易出血，血友病就是一种出血性疾病。

幸运的是，血友病很少见，但不幸的是，血友病是遗传的。这种病的遗传方式很特别，血友病只发生在男性身上，而且不是由父亲直接传给儿子。

患血友病的父亲把致病的基因传给女儿，女儿却不会发病，她又把这致病的基因传给自己的儿子，也就是她有病的父亲的外孙子。所以血友病是这样遗传的：病人的儿子总是正常的，而且不会传递疾病，病人的女儿也是健康的，但她的儿子会发病。

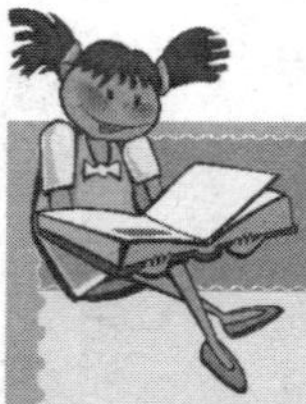

拓展思考

纤维蛋白

在凝血过程中，凝血酶切除血纤蛋白原中的血纤肽A和B而生成的单体蛋白质。易于平行交错聚集形成可溶性血纤蛋白多聚体，在凝血因子XⅢa作用下转变为不溶性血纤蛋白多聚体，形成血凝块。

这种病既见于富人家庭，也见于穷人家庭。事实上，血友病曾出现于3个世界上最显赫的家族：西班牙王室、俄罗斯王室和英国维多利亚女王的子孙们。在西班牙王室和俄罗斯王室中，都出现过患血友病的王太子。

白血病是怎么回事

1847年德国病理学家鲁道夫·魏尔啸首次识别了白血病。白血病是发生在血细胞上的一种恶性肿瘤，也被称作“血癌”。其特点是骨髓及其他造血组织中有大量未成熟的血细胞无限制地增生，并进入外周血液，而正常血细胞的制造被明显抑制。这样一来，正常白细胞减少，免疫力不足，可出现各种感染；正常红细胞减少，可出现贫血；血小板不能正常产生，可引起出血。恶性细胞过多，可以浸润各种组织器官，引起淋巴结、肝脾肿大和齿龈增生等。

该病居年轻人恶性疾病的首位，病因至今仍不完全清楚。病毒可能是主要的致病因子，但还有许多因素如放射、化学毒物（苯等）、药物、遗传素质等可能是致病的辅因子。

根据白血病细胞不成熟的程度和白血病的自然病程，分为急性和慢性两大类。根据增生细胞类型，可分为粒细胞性、淋巴细胞性和单核细胞性三类。主要表现为感染、发热、贫血和出血。

恐惧症是怎么回事

你见过怕高处、怕密闭的小屋的人吗？还确实有人怕拥挤的人群，怕与人接触。这种行为有一个名称，叫“恐惧反应”，我们通常说这种人患有“恐惧症”。

是不是这样的人出了什么毛病？他们是不是病人？应该说不是的。但我们可以说，他们患了某些情绪障碍。某些事物使他们——或过去曾使他们产生恐惧。这些人试图应付这种情绪障碍（可以称为“情绪痛”），就像你会试图对付躯体的疼痛一样。

我们都会对情绪应激做出反应。某些人对情绪应激感受得更为强烈，或者他们的抵抗力比较弱，他们试图用一种不自然、不寻常的方式来应付这种情绪上的痛苦，这类反应有时称为神经症性反应。

这样的反应方式之一就是形成了恐惧症，恐惧症便是毫无道理地害怕某具体事物，如怕高处、怕密闭的处所等。恐惧症中饶有兴味的一点是，患恐惧者害怕的事物，通常是他能避开的东西或情境，毕竟没有人会强迫别人爬到高处或进入密闭的处所。只要这些人能避开这些事物，他就会觉得好些。他并没有所谓焦虑感。

知识小链接

焦　虑

焦虑是指一种缺乏明显客观原因的内心不安或无根据的恐惧，是人们遇到某些事情如挑战、困难或危险时出现的一种正常的情绪反应。焦虑通常情况下与精神打击以及即将来临的、可能造成的威胁或危险相联系，主观表现出感到紧张、不愉快，甚至痛苦以至于难以自制，严重时会伴有植物性神经系统功能的变化或失调。

但是，为什么某些人会害怕某些事物，举例说，如害怕高处呢？实际情况是，他还是孩子时就确实害怕某种东西，要不然就是觉得自己害怕什么东西。可能他同时又爱又怕他的父亲，于是他就把恐惧移位到高处，高处成为他父亲的象征。因为他害怕高处，所以他就能不再面对害怕父亲这个事实。

脑瘫是怎么回事

脑瘫病人无法控制自己肌肉的活动，如果人脑中三块控制肌肉运动的区域中有一块受到损伤，就会产生这种病。

其中一个区域叫运动皮层，所有随意运动都始于这里。如果它受到损伤，肌肉就会变僵。

大脑中还有一组神经细胞称为基底神经节，它能阻止或限制某些类型的肌肉运动。如果这一区域受损，人就会产生许多不自主的运动，也许是胳膊缓慢的扭动，也许是轻微的颤抖或剧烈的痉挛。

脑子的第三个区域为小脑区，这里维持肌肉的协调和平衡。如果这一区域受伤，人就会失去平衡，动作也变得笨拙。

引起脑瘫有许多原因。在人出生之前，大脑的发育可能就不正常；在怀孕期，母亲可能生病或受伤。大脑可能在出生时受到损伤；出生时婴儿呼吸困难也会阻止氧进入血液从而使神经细胞受损。

治疗是一个长期、缓慢而连续的过程。一定要实现的治疗目的不在于使病儿恢复到正常状态，而是想让病儿能自理并对社会有用，这样病儿自己也会快乐些。肌肉锻炼是治疗脑瘫儿童的最主要的办法。

肝病是怎么回事

肝脏是一个沉默而没有痛觉的器官。肠胃病了，它会通过呕吐、疼痛、腹泻等方式来告诉你；肺脏病了，也会通过咳嗽、发热、胸闷、胸痛等来提醒你。心脏、肾脏也都一样，用各自独特的方式警示你它病了。可是肝脏不一样，直到医生告诉你，你患了肝癌，肝硬化导致静脉曲张了，腹水形成了，你才惊觉地问：“天哪，肝病是什么时候开始侵害我的身体的？”并因此而困惑，甚至烦恼、恐惧、无助。

常见的肝病有肝炎、肝硬化、肝脓肿、原发性肝癌等。肝炎主要以慢性肝炎为主，按病因学分为慢性病毒性肝炎、自身免疫性肝炎、药物毒性肝炎、遗传性疾病以及其他原因不明的慢性肝炎。

广角镜

肝硬化病人的饮食原则

1. 滴酒不沾。因为酒精主要靠肝脏代谢，而当肝细胞已经受损，对酒精的代谢能力极低，喝酒容易造成使肝功能恶化。

2. 少吃油腻、油炸、腌制品、发霉的食物及含有人工色素、人工添加剂的食物 肝硬化的患者因为他们的胆汁排出量不足，影响脂肪类食物及脂溶性维他命的吸收，所以消化能力较差，最好能采取少量多餐的原则，以减轻肝胆的负荷。

3. 吃易消化的蛋白质食品。多吃一些容易消化的蛋白质食品，如深海鱼类、低脂牛奶、蛋白、豆腐等都是不错的选择。

4. 除此之外，必须多吃化解毒机能及利胆的蔬菜的如花椰菜、甘蓝菜、白菜、豌豆，因为它们纤维质含量最丰富，可以排出体内毒素。

趣味点击

蜘蛛痣

蜘蛛痣是一种特殊的毛细血管扩张症。它多出现于面部、颈部及胸部，亦有其他部位出现者。表现为中心部直径2mm以下的圆形小血管瘤，向四周伸出许多毛细血管，且有分支，看上去恰似一个红色的蜘蛛趴在皮肤上。若用铅笔尖压迫中心部，蜘蛛痣就会消失，因为蜘蛛痣的血流方向是从中心点流向周围毛细血管分支，若中心部受压则血流阻断，蜘蛛痣因缺血而消失。

肝病的表现是很隐晦的，最突出的症状就是疲倦乏力和不思饮食。常见症状有胀痛或不适，恶心，厌油腻，食后胀满或有黄疸，口干，大便或干或溏，小便黄，或有低烧，头昏耳鸣，面色萎黄无华等。如果是肝硬化，除有肝炎的临床表现之外，还有腹水、腹壁血管突出、周身水肿、尿少、肝掌、蜘蛛痣，严重者还可能大出血。为了尽早发现肝病，及时做检查是非常重要的，发现自己有上述情况，应该先上医院检查乙肝两对半、肝功能，做肝脏B超等。

我们通常说的肝炎，是肝脏炎症的一般术语。可指一组病毒性疾病，即通常所说的甲、乙、丙、丁、戊型肝炎，五种肝炎病毒通过不同途径传播，是常见的严重传染病之一，其共同特征是感染肝脏并引起肝脏发炎。另外也有由于滥用酒精、使用药物或摄入了环境中毒物引起的肝炎。

现在人们日常所说的肝炎，指的是病毒性肝炎。病毒性肝炎有5位“成员”：甲型肝炎、乙型肝炎、丙型肝炎、丁型肝炎和戊型肝炎。而乙肝是一种世界性传染疾病，中国是乙肝的高发区。

怎样呵护自己的肝脏

（1）忌：就是忌贪杯。青少年应当不饮酒，特别是不要饮烈性酒。酒精主要成分为乙醇。酒精进入人体后，被氧化成乙醛，在此过程中有一种叫乙醛脱氧酶的物质，将乙醛氧化为醋酸，并分解成二氧化碳和水。乙醇和乙醛这两种物质都有直接刺激、伤害肝细胞的毒性作用。慢性肝炎患者（如乙肝、丙肝、肝硬化）饮酒更是雪上加霜，难免出现肝炎复发或肝功能衰竭，甚至诱发肝癌。

（2）均：就是营养均衡。大量摄入高脂肪、高糖类饮食，会使机体产生大量的热能和脂肪，加上平常缺乏运动，很容易使心血管和肝脏等主要器官发生异常。因此，应该格外注意营养均衡。平常用餐宜多食各种蔬菜、豆制品、水果等，每天喝1杯牛奶，进食1个鸡蛋、100克精瘦肉（如牛肉、猪肉、鱼肉等）、三种蔬菜、两种水果，这样对于保肝养肝大有好处。

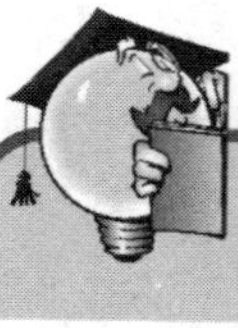

你知道吗

乙　醛

乙醛是一种醛，性状为无色易流动液体，有刺激性气味。熔点－121℃，沸点20.8℃，相对密度小于1。可溶于水和乙醇等一些有机物质。易燃易挥发，蒸气与空气能形成爆炸性混合物，爆炸极限4.0%～57.0%（体积）。

（3）洁：就是饮食要洁净。不洁饮食，尤其是熟肉制品、生猛海鲜，容易含有各种肝炎病毒，一旦食入，有可能导致急性肝炎发生。

（4）慎：就是慎用药物。俗话说“是药三分毒”、“世界上没有无毒的药物”，不论是中药还是西药，都有一定的毒副作用，有病用药一定要到正规医院在医生指导下进行，各种“自治”要不得。

（5）防：就是注射疫苗。肝炎疫苗安全性高，预防成功率达 90% 以上，所以应积极注射肝炎疫苗。对于平常肝脏不太好的患者，如乙肝、脂肪肝、肝硬化等患者，讲求预防和治疗同时进行。预防主要是指合理饮食、起居规律、定期复查、适度锻炼；治疗是指严格按照正规医院的医师制订的方案进行治疗。

乙肝能否根治

这是一个很模糊的问题，必须具体分析，不能一概而论。

乙肝病毒感染一般可分为一过性感染（主要有急性肝炎和不显性感染）和慢性持续性感染（主要包括慢性肝炎和无症状乙肝病毒携带者）。如果是较大的儿童（7 岁以上）或成年人感染了乙肝病毒，不管是无症状能产生特异性免疫应答的隐性感染，还是有症状的显性感染（表现为急性肝炎），其中绝大部分感染者为一过性感染，他们体内的乙肝病毒最终将会被彻底清除，只有极少数感染者成为慢性乙肝病人或慢性乙肝病毒携带者。由于急性感染多呈自限性，所以其治疗并不复杂。急性肝炎的治疗包括合理的休息、适当的营养和必要的药物，以休息和营养为主，用药种类不宜太多，以免加重肝脏负担。至于隐性感染，多数难以发现，往往不知不觉之中病毒已经清除了，并且获得了特异性免疫力。不管隐性感染还是显性感染，机体在清除病毒过程中产生的特异性免疫力都对机体有保护作用，能够抵御乙肝病毒对机体的再次侵袭。

不管是慢性乙肝病毒携带者还是慢性乙肝病人，体内病毒自然转阴的可能性都很小，即使再加上药物、免疫压力等因素的作用，其 E 抗原转阴的概率也不过在 10% ~30%，表面抗原转阴的可能性更小（低于 10%），核心抗体几乎不转阴。即使出现了 E 抗原转阴，还要区分是自然转阴还是变异转阴，因为 E 抗原的变异转阴并非好事，这种变异可使乙肝病毒逃避免疫监视，从而影响肝炎的预后。当然，自然转阴比较理想，可使宿主传染性降低或消失，病情趋于稳定。但总的说来，慢性持续性感染，主要是慢性乙肝的治疗是迄今未解决的难题。

至于慢性乙肝病毒携带者，不论采用什么方法，其清除率更低。面对这种情况，在治疗乙肝病毒持续性感染时，应从抗病毒、机体免疫调节等多方面采取措施。当前抗病毒治疗的终点并非彻底清除病毒、使乙肝病毒的各项血清标志物转阴，而是持续抑制病毒复制，使肝脏炎症缓解，阻止肝纤维化进程，并使宿主传染性降低。目前国内外关于乙肝的疗效标准，均无乙肝病毒转阴这一项。由此可知，对于乙肝病毒的慢性持续性感染而言，病毒的彻底清除殊非易事；而病毒得不到彻底清除，所谓“根治”也就无从谈起。

综上所述，对乙肝我们提倡科学的规范化治疗，目前医学界已经积累了丰富的治疗经验，绝大部分可以达到临床治愈——注意不是“彻底治愈”。

骨髓移植是怎么回事

在人体骨松质内，有许多红色骨髓。红骨髓内有许多造血干细胞，先造各种血细胞再入血。它们进入血液后会“长成”各种血细胞，而且造血干细胞还能“自我生产”，产生更多的造血干细胞。我们由此可见骨髓的重要性。如果造血干细胞有病或有缺陷，则马上会影响到造血功能和免疫功能（白细胞有免疫功能），例如白血病患者。

知识小链接

骨 松 质

骨松质呈海绵状，由相互交织的骨小梁排列而成，配布于骨的内部，骨小梁的排列与骨所承受的压力和张力的方向一致，因而能承受较大的重量。

白血病可以通过骨髓移植来治疗。骨髓移植，简单地说就是把功能正常的造血干细胞移植到病人体内，取代原来有病的造血干细胞，从而恢复病人的造血和免疫功能。

骨髓移植治疗疾病有两种情况。一种比如白血病，先将病人自己的白血病细胞全部杀灭然后再移植正常的造血干细胞，这样重新长出的各种血细胞就都是正常的了。

另一种情况是用于淋巴癌的治疗。治疗淋巴癌，必须尽量地杀伤杀死肿瘤细胞，然而，在消灭“敌人”的过程中必然会严重地损伤“我军”力量，即损伤骨髓内的造血干细胞。这时可以在治疗前先将病人的骨髓抽出，做短期的体外冰冻保存，待化疗或放疗后，再把病人自身的骨髓移植回其身体内。

人体内骨髓的含量是很大的，献出一点骨髓，对供血者本身并无多大损失和危害！

什么是癌症

癌症由身体里一些不断生长的细胞组织构成，它们不遵循正常的生长方式。癌细胞会从原发部位蔓延到身体的远隔部位。除非把癌瘤切除或破坏掉，否则它会导致病人死亡。

身体细胞总是在生长。细胞衰老消失后，它们的位置便被与它们一模一样的新细胞所取代。但癌细胞的形状和行为都与正常的身体细胞不同。癌细胞的外形好像原发部位原有细胞的幼年阶段，但在显微镜下检查便能发现癌细胞与正常的幼稚细胞很不相同，根据这些不同便可以确认它们是癌细胞。

癌细胞分裂、数目增多之后，并不会变成完全成熟的细胞并就此停止增殖，相反，它们永远年轻，继续增多，直至造成危害。

癌细胞生长时，不会留在原处不动，会向周围蔓延，侵入正常细胞之间。癌细胞的数目可能变得极大，大到使癌瘤所在部位的正常细胞无法继续行使功能，甚至死亡。如果癌细胞进入血流，就会被血流带到身体的远隔部位。癌瘤会长成巨大的团块，干扰正常细胞的活动。

除非癌瘤的生长和扩散受到制止，否则病人会因此死亡。定期进行体格检查以及早发现癌细胞，在癌细胞广泛蔓延之前治疗，都是十分重要的。

癌症不会通过接触在人与人之间传播。还没有能治愈一切癌症的药物。医学的重要目标之一便是充分了解癌症的性质和原因，并找出预防和治疗癌症的方法。

艾滋病是怎么传播的

20 世纪 70 年代末 80 年代初，欧美国家开始流行一种很奇怪的疾病。病人大多表现为肺炎似的症状，如长期发热、咳嗽，有些病人表现为慢性腹泻，体重减轻，以后又出现霉菌感染。但奇怪的是，对于这种看起来很普通的症状，使用任何药物都没有效果，大约4～5年后，这些病人几乎都被死神夺走了生命。为了揭示这种可怕疾病的内幕，科学家经过大量调查研究，在1981年终于发现了此病的病原体——一种毫不起眼的病毒。正是这种病毒，像瘟疫一样，在世界范围内迅速蔓延。由于该病能使人体免疫功能几乎失去作用，所以被命名为获得性综合免疫缺乏症，英文缩写为AIDS，汉语读音为艾滋。

基本小知识

瘟　疫

总的来说，瘟疫是由于一些强烈致病性微生物，如细菌、病毒引起的传染病。一般是自然灾害后，环境卫生不好引起的。

艾滋病在短短数年内便席卷全球，世界上任何一个国家都未能幸免。艾滋病已成为当今人类面临的最严重的健康威胁之一。

目前，治疗艾滋病还没有特效药，有些药物仅能改善患者症状和延长一些生存期，但有毒副作用。由于艾滋病尚无疫苗，发病后又无特效药治疗，死亡率极高。

研究证明，艾滋病的主要传播媒介为血液、精液和其他体液（包括唾液、母乳等），主要的传播途径是同性恋、两性不健康的性行为、输血、打针、分娩和哺乳。它不会通过空气传播，不会经蚊虫叮咬传播，也不会经共用饮食、游泳、劳动、握手、同用厕所而传播。所以只要一个人能够洁身自爱，坚决杜绝不正当的性行为，不吸毒，慎用血液及其制品，这样就不会染上或传播艾滋病。

艾滋病毒怎样摧毁人的免疫系统

造成人类艾滋病的元凶是艾滋病病毒（英文简称HIV）。这种病毒十分微小，一个针尖上居然能容纳约16000个病毒颗粒。尽管它这样微小，但对人的免疫系统却有着骇人的杀伤力，并最终将其摧毁。这个过程是怎样进行的呢？

当艾滋病病毒借助人的不正当性行为，或者通过受污染的注射器进行静脉注射等途径进入人体后，首先攻击的目标是辅助性T淋巴细胞。

辅助性T淋巴细胞在人类免疫系统中具有十分重要的作用，它是协调者，可以通过传递化学信号刺激机体产生专一的抗体来抵抗入侵者，还能控制人体免疫系统中其他几类细胞的发育。

入侵体内的艾滋病病毒颗粒，由蛋白质及核糖核酸（RNA）组成，RNA上载有整个病毒颗粒的遗传信息。由于辅助性T淋巴细胞表面存在着识别艾滋病病毒的受体，能与艾滋病病毒发生结合。这种结合具有很强的专一性，就像一把钥匙只能开一把锁那样，严格匹配。一旦病毒与受体结合，可怕的事情就发生了。病毒将自身的RNA注入辅助性T淋巴细胞中，再通过反转录酶将RNA转录成DNA，合并到辅助性T淋巴细胞的DNA中。进入到辅助性T淋巴细胞的病毒DNA并不马上兴风作浪，它可以保持相当长时间的缄默。可是，一旦机体的免疫系统为了抵抗其他新的入侵者而被激活后，被感染的辅助性T淋巴细胞便会大量繁殖，从而产生无数艾滋病病毒颗粒。这些病毒颗粒从辅助性T淋巴细胞中释放出来，一方面杀伤大量的T细胞，造成免疫系统的第一防线崩溃，另一方面进一步攻击免疫系统的其他细胞，最后彻底摧毁整个免疫系统，使机体丧失免疫功能。

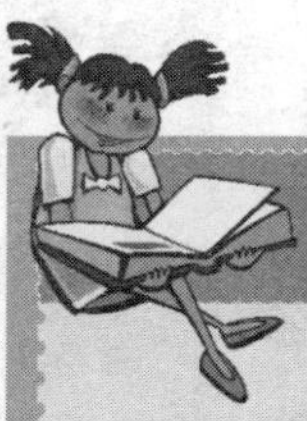

拓展阅读

核糖核酸

核糖核酸，存在于生物细胞以及部分病毒、类病毒中的遗传信息载体。由至少几十个核糖核苷酸通过磷酸二酯键连接而成的一类核酸，因含核糖而得名。

为什么音乐能治病

欣赏美妙的音乐，能使人感到轻松愉快，对身体健康有积极的作用。

目前，音乐疗法已作为一门新兴医学学科，受到越来越多的人的关注。例如，将音乐伴奏引进人工流产术中，手术时间短，出血量少，病人情绪好；用音乐疗法治疗某些慢性精神病人，病人普遍反映，经治疗后胸襟开阔了，对战胜疾病有了信心，精神不再萎靡；对献血者使用音乐，可以消除献血时的不安。为什么乐能治病、曲能排忧呢？

原来这种神奇的治疗功效是通过物理作用和心理作用两条途径来实现的。和谐轻松的音乐传入人体后可引起心理的愉快，使组织细胞发生和谐的同步共振，起到一种微妙的细胞按摩作用。同时，它还能使颅腔、胸腔或某些组织产生共振，并会直接影响人的脑电波、心律、呼吸频率等，从而使生理节律趋于正常。所以有人说，“音乐是人类不可缺少的营养”。另一方面，音乐可提高大脑皮层神经细胞的兴奋性，活跃与改善情绪，消除外界精神心理因素所造成的紧张状态，提高机体抵抗力。

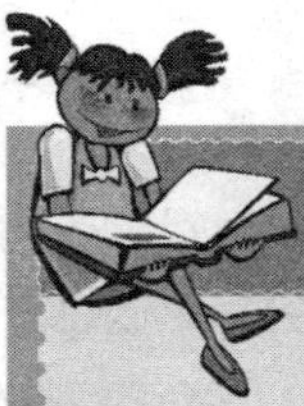

拓展思考

脑　电　波

人身上都有磁场，但人思考的时候，磁场会发生改变，形成一种生物电流通过磁场，而形成的东西，人们就把它定义为“脑电波”。

清晨起床后听听节奏明快、富于激情的音乐，会使你一天情绪饱满、心情愉快；忙完了一天工作回家后，选择旋律优美、节奏平和、舒缓的古典音乐，有利于松弛紧张的情绪，减轻疲劳。

日常保健

QINGSHAONIAN BIZHI DE
YIXUE ZHISHI

日常保健是保健人体的免疫系统、血液循环系统、内分泌系统及神经系统，使之维持在正常状态，进而使器官机能恢复正常，对抗各种污染，防止病菌感染及基因不良变化所带来的各种疾病。通俗的说就是在我们的日常生活中，增强对健康的自我保护，远离疾病。

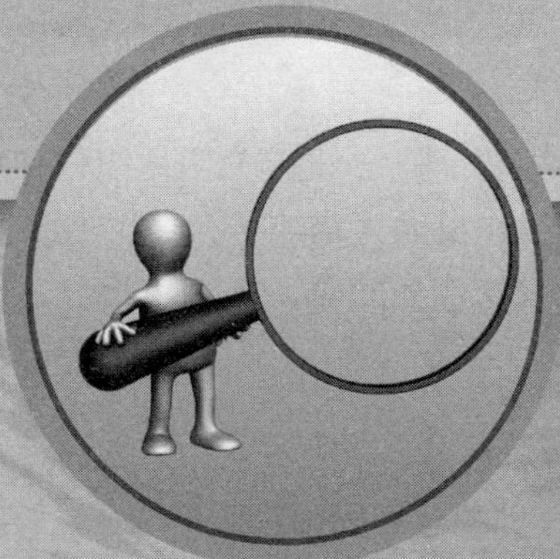

怎样刷牙最科学

正确的刷牙方式，应该是顺着牙缝上上下下刷、里里外外刷。刷上牙时往下，刷下牙时往上，刷上下牙的咬合面时，将牙刷按在牙面上来回刷。刷完外面再刷背里。刷上牙背面时，将牙刷头朝上，竖起往下刷，刷下牙背面时，将牙刷头朝下，直起往上刷，这样才能把牙缝中的食物残渣和细菌刷掉。

趣味点击　牙　龈

牙龈是附着在牙颈和牙槽骨部分的黏膜组织，呈粉红色，有光泽，质坚韧。牙龈边缘称为龈缘，正常呈月牙形。龈缘与牙颈之间的小沟称龈沟，正常龈沟深约1～2毫米。两邻牙之间的牙龈突起称龈乳突。也叫齿龈，通称牙床，有的地区叫牙花儿。是指包住齿颈的黏膜组织，粉红色，内有很多血管和神经。

另外，在日常生活中，许多人爱用牙签剔除牙缝中留存的食物。这个习惯并不好。有时不小心，牙签会把牙龈戳破，使口腔里的细菌侵入，造成牙龈发炎、肿痛。牙与牙之间也会被剔得更加稀疏，使食物更易嵌入。

为什么锻炼能增强体质

人体的呼吸系统（主要是肺），是专管吸入氧气和呼出二氧化碳的。由于肌肉活动的需要，肺的工作量大大增加了，呼吸的深度和次数比平常安静时都要增加。肺从外界吸进这么多的氧，怎样才能送给肌肉呢？这就需要人体的运输线——血液循环来沟通。这时，血液在血管中就像一列列满载的“车厢”，在“车头”——心脏的推动下，向四面八方前进。心脏承受这样大的任务，就要加大它的“马力”，于是心脏跳动的次数和每次排出的血量也都增加了。

肌肉收缩时所消耗的能量物质，除肌肉本身具有的一部分外，还需要从人体的“仓库”——肝脏中来提取，而血液从肝脏中运出的养料，又是由消化系统不断从外界摄取、吸收而积存的。与此同时，肌肉活动所产生的其他废弃物，要由排泄系统消除，使人体内部环境保持经常的清洁。内分泌系统呢？它这时也积极发挥作用，配合着神经系统参与对全身的指挥和调节。

一句话，体育锻炼虽然由肌肉参与，但其他各器官、系统都会随着发生各种变化，比安静时发挥出更大的机能能力，从而使人体得到锻炼。此外，在游泳过程中，我们同大自然做斗争，自然界的各种因素也就作用于人体。像日光的照射、水的刺激、空气的变化等，都使人不仅提高了对外界环境的适应能力，还从大自然中吸取了许多营养（日光中的紫外线、空气中的阴离子、水中的矿物质等等），使人体机能得到改善。

通过体育锻炼，人体内部发生了变化，机能不断提高，体质也就增强了。我们主张锻炼的形式要多种多样，以使身体得到全面发展。然而，无论进行哪种体育锻炼，都要循序渐进，持之以恒。只有反复长期地锻炼，才会不断促进人体的发育，增进身体健康，增强体质。

体育锻炼对骨骼有什么作用

骨是由有机物和无机物构成的。有机物使骨具有弹性，无机物使骨坚固。骨的组织包括骨膜、骨质和骨髓。在儿童少年时期，骨的生长发育主要是靠骺软骨的不断增生骨化，使骨的长度不断增加；骨膜内的造骨细胞在骨质外层不断沉淀钙盐，从而使骨质得以加厚，使骨更加粗壮、坚固。

知识小链接

有机物

有机化合物主要由氧元素、氢元素、碳元素组成。有机物是生命产生的物质基础，包括脂肪、氨基酸、蛋白质、糖、血红素、叶绿素、酶、激素等。

那么体育锻炼对骨骼有什么作用呢？人体在长期坚持体育锻炼时，新陈代谢加强了，使骨的血液供给得到改善。血液通过骨膜内的血管传递给骨膜内的造骨细胞，于是造骨细胞的功能更加活跃，从而促进骨细胞的分裂、分化活动，使之更好地参加骨质的形成，完善骨的形态。

经常性的体育锻炼，可以在很大程度上改善骨的结构和骨所受的压力、张力，从而使骨小梁的排列随着压力、张力的变化而更加整齐、有规律。

骨的发育也受机械力的影响。受压力大的地方比受压力小的地方发育得快，因此在体育锻炼时，可通过各种运动和练习，使骨受到不同程度的适当的力，借以加强骨的正常发育。

如果坚持进行锻炼，骨的形态结构和性能发生良好的变化：骨密质增厚，骨变粗，骨小梁的排列更加整齐而有规律。这些变化，增加了骨骼的物质代谢，保持骨骼弹性，从而提高了骨的抗折、抗变、抗压缩和抗扭转等方面的性能。

运动能使人变得更聪明吗

所谓人的聪明和灵巧是指一个人的反应既迅速又准确，这主要要看一个人的神经中枢的功能如何。

我们知道，神经中枢主要是由大脑、小脑、延髓、脊髓等组成。大脑皮层是总指挥。

当大脑皮层受到刺激后，就会发出冲动，下达命令，做出反应，人们把这段时间叫作运动反应潜伏期，一般人需要0.3～0.5秒，而经常锻炼的人需要0.15秒，优秀的运动员则更短，只需0.1秒，甚至更短。

大脑活动的基本过程是兴奋和抑制的交替。人在运动时，管理运动的脑细胞和神经经常处于迅速的兴奋和抑制的交替过程中，久而久之，大脑的调节功能、活动的强度、反应的灵活性以及准确性等便能得到很好的发展。所以，经常锻炼的人，大脑皮质的兴奋和抑制就转换迅速、准确，说动就动，说停就停，灵活省力，而且事半功倍。

要看一个人思考的速度和智力，往往可以测定一个人脑细胞的反应速度，这个除了遗传因素影响外，经常进行体育锻炼也可以促进这种能力的提高。

哪些运动适合青少年

（1）球类运动：打篮球、踢足球、打乒乓球、打羽毛球都可以。

（2）田径运动：锻炼时可根据自己的爱好、身体条件、家庭条件参加多种多样的体育锻炼，如跑、跳、投等田径运动。

（3）游泳、体操、武术：青少年的运动，不必受到过多的限制。

（4）俯卧撑：俯卧撑除了锻炼胸大肌外，还能锻炼前锯肌、三角肌前束、肱三头肌及前臂肌群，也能使腹直肌、腹内斜肌、腹外斜肌、髂腰肌、股四头肌及小腿肌群等得到锻炼。

（5）杠铃：此动作主要是锻炼胸廓上部的肌肉，扩大胸廓并发展力量。

青少年最适宜打篮球，不但可以长高，锻炼完美的体形、身体协调性和反应速度，还可以结交很多朋友，培养交际能力、团队意识和健全人格。

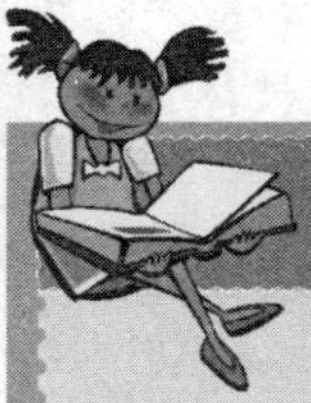

拓展阅读

武　术

武术，打拳和使用兵器的技术，是中国传统的体育项目。武术又称国术或武艺，中国传统体育项目。其内容是把踢、打、摔、拿、跌、击、劈、刺等动作按照一定规律组成徒手的和器械的各种攻防格斗功夫、套路和单势练习。武术具有极其广泛的群众基础，是中国人民在长期的社会实践中不断积累和丰富起来的一项宝贵的文化遗产。

锻炼的重点有两方面：一是培养参加锻炼的兴趣和习惯；二是全面提高身体素质，如力量、柔韧、协调、平衡、肌肉耐力、心肺功能。参加锻炼的种类越多，身体的发展就越全面，身体的协调性就越好，做动作时就越轻松自如，而且还有利于学习掌握新动作、新技能。

怎样锻炼最科学

（1）锻炼时要调节好自己的情绪。明确锻炼的目的和意义，讲究锻炼的科学性和兴趣性，调动锻炼的自觉性和积极性，从而在锻炼过程中使自己处于良好的兴奋情绪中。

（2）注重身体的全面锻炼。体育锻炼过程中，不但要注意身体各部位的协调发展，同时也要发展力量、速度、耐力、柔韧、灵敏、平衡等各项身体素质，提高生活劳动所必需的跑、跳、投掷、攀登和游泳等实用技能。在锻炼中培养果断、机敏、勤奋、吃苦耐劳、大胆沉着的意志品质，起到健身、强身、养身之功效。

（3）音乐、棋类可提高锻炼效果。音乐能调节运动时的情趣，优美动听有节奏乐曲的伴奏，能消除运动带来的疲劳。棋类活动是一项比智力、比体力、比技巧、比意志的全面竞技体育运动项目，它同样可以起到开发智力、增强体质的作用。

（4）锻炼应掌握时间和量。体育锻炼要遵循人体的生理功能规律，而不是时间越长、越剧烈越好。每天活动持续时间为 1 小时左右，运动量和运动强度要逐渐增加，在锻炼前做好充分的准备活动。

如何处理锻炼中的不适

（1）防止运动中的抽筋现象。抽筋常发生在身体受到寒冷刺激或夏季运动时出汗较多，以及身体过于疲劳和神经系统过分紧张的时候。因此，冬季锻炼要注意保暖；夏季要多喝淡盐水来补充体液；游泳前要活动热身，或用凉水泼浇身体，使人体对冷刺激预先有所适应。解除抽筋的方法主要是牵拉抽筋的肌肉，使它伸展和松弛。例如，小腿后部肌肉抽筋时，可用手握住该下肢向身体方向牵拉，还可局部按摩；或用拇指掐承山穴（小腿后面正中），掐涌泉穴（足心凹陷处）等都能帮助解除抽筋。

（2）长跑时出现腹痛的处理。由于运动而引起的腹部疼痛称之为“运动性腹痛”，如肝脾瘀血产生的疼痛；运动还能引起呼吸肌痉挛、胃肠痉挛或功能紊乱等。这种由于内脏器官跟不上运动器官活动而产生的不协调现象，生理学上称之为“极点”现象。一旦在运动中出现腹痛，即应减慢运动速度，降低运动强度，加深呼吸，用手按压疼痛部位或弯腰慢跑一段距离，一般疼痛即可减轻或消失，通常也称“第二次呼吸”。

（3）体弱多病者如何锻炼。早晨在室外进行徒手体操，并配合正确的呼吸练习（鼻吸气、口呼气，并延长呼气时间）。①牢记“锻炼是健身之王，步行是运动之王”这句名言。在清晨或下午进行定距离和定量的室外走路，在走的过程中，快慢交替。②练易于调节运动量的项目，如太极拳。锻炼要循序渐进，在不刮风的环境下进行室外深呼吸练习，根据自己情况适当地进行冷水锻炼和日光浴。

如何预防脚臭

（1）选择透气性较好的鞋袜。由于青少年平时运动量非常大，所以选择透气性好的鞋袜是非常重要的。和“朝九晚五”的上班族不同，一般不建议青少年朋友平常穿皮鞋，最好是穿透气性好的各种休闲鞋和棉袜为宜。参加体育活动尽量选择透气性好的运动鞋。

（2）坚持每天洗脚。青春期是一生中汗液分泌最旺盛的时期，运动一天以后，脚分泌出的汗液发出臭味也是难免的。所以青少年一定要养成每晚用温水洗脚的好习惯，这样不但可以去除脚的异味，还可以消除疲劳，促进脚的血液循环。古人说的“天天洗脚，胜似吃补药”就是这个道理。

（3）鞋袜要勤洗、勤换。不少男孩都有一双“臭球鞋”，连自己换的时候都要掩鼻。穿过这样的鞋以后，脚的气味也就可想而知了。科学的做法是：不要连续数天穿同一双运动鞋，每次穿完运动鞋后应用酒精擦拭鞋内，以消除异味，并且定期清洗。脚汗重的人最好再加垫一双棉质鞋垫，做到穿完后及时清洗、晾干。袜子应该每天用肥皂清洗或用开水烫洗，起到消炎灭菌的作用。

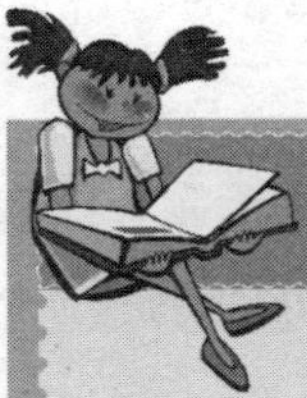

拓展思考

脚　气

脚气是一种极常见的真菌感染性皮肤病。成人中70%～80%的人有脚气，只是轻重不同而已。常在夏季加重，冬季减轻，也有人终年不愈。

（4）在公共场合注意脚的卫生。应避免在公共场合使用公用的拖鞋、擦脚巾等，不应该借穿别人的鞋子，以防止足癣、甲癣、脚气的传染。

运动时为什么会抽筋

抽筋在医学上叫肌肉痉挛，是肌肉不自主的强直收缩。在体育运动中最容易发生抽筋的肌肉是小腿的腓肠肌，其次是足底的屈拇肌和屈趾肌。引起肌肉痉挛（抽筋）的原因主要有以下几种：

（1）大量排汗。进行剧烈运动时（尤其是夏天），由于大量出汗引起失水失盐严重，使体内电解质的平衡发生紊乱，体内氯化钠（盐）的含量过低，引起肌肉神经的兴奋性增高而发生肌肉痉挛。

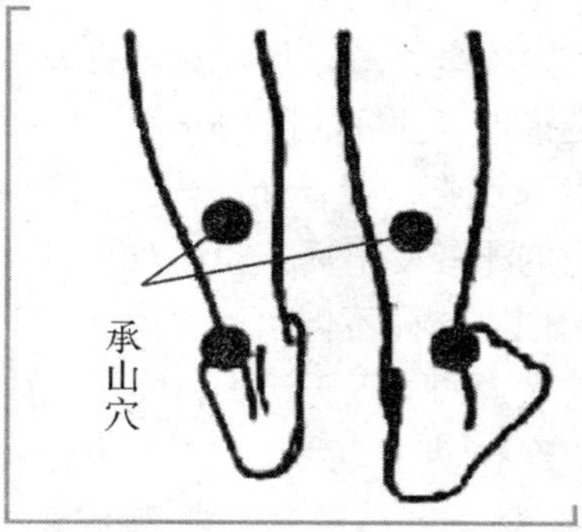

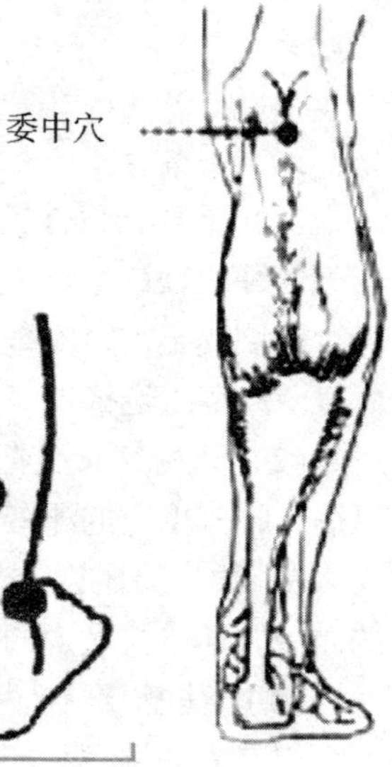

（2）肌肉收缩失调。在运动中，由于肌肉快速地连续收缩，放松的时间太短，导致肌肉收缩与放松的协调关系被破坏。特别是局部肌肉处于疲劳状态时，更容易抽筋。

（3）寒冷刺激。在寒冷的环境下进行体育活动时，如果没有做好准备活动或准备活动不充分，肌肉受寒冷的强烈刺激，常常引起抽筋。另外，局部肌肉有微细的损伤时，也可引起肌肉痉挛。

抽筋时，牵引抽筋的肌肉，几分钟后即可缓解。例如，腓肠肌抽筋时，先让患者平坐或仰卧，伸直膝关节。牵引者双手握住患者足部并抵于牵引者腹部，利用牵引者躯干前倾的适当力量，将患者缓慢地背伸，但要注意，不能用力过猛。此外，还可以配合局部按摩，如重推、揉

你知道吗

涌泉穴

涌泉穴，在人体足底穴位，位于足前部凹陷处第二、三趾趾缝纹头端与足跟连线的前三分之一处，为全身腧穴的最下部，乃是肾经的首穴。我国现存最早的医学著作《黄帝内经》中说："肾出于涌泉，涌泉者足心也。"意思是说，肾经之气犹如源泉之水，来源于足下，涌出灌溉周身四肢各处。所以，涌泉穴在人体养生、防病、治病、保健等各个方面显示出它的重要作用。

捏、按压、点穴（承山穴、涌泉穴、委中穴等），以促使抽筋的肌肉缓解。

为了预防运动中出现抽筋现象，在运动前应充分做好准备活动。对容易发生抽筋的肌肉可事先进行适当按摩。冬季室外锻炼时要注意保暖。夏季进行剧烈运动时应注意补充盐分、水及维生素 B_1 等。游泳前要先用冷水淋湿全身，以提高机体对冷水刺激的适应能力。

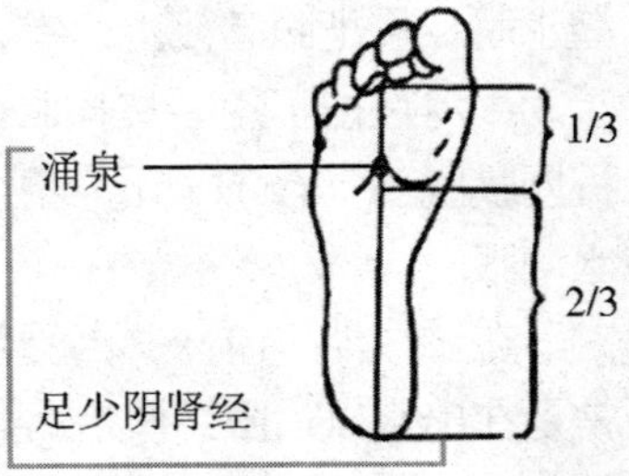

为什么长跑时呼吸节奏很重要

长跑时，呼吸比平时要深、要长，而且要和步子的频率有节奏地加以配合。这种形式的呼吸，对长跑来说确实很重要。

假如呼吸得不深不长，而是短促表浅，肺的通气量小，就不能满足人体在长跑时对氧气的需要，这时就将欠下氧债。氧债欠多了，跑的时间就长不了。呼吸要做到均匀和深长，就要与跑步的动作结合起来。大部分长跑者都采用“二步一吸，二步一呼”的呼吸法。但个人的特点不一样，也有人采用“三步一吸，三步一呼”的方法。经过反复的练习，形成习惯，以后跑起来无形之中就会感到动作轻松有力、呼吸自如。

如若呼吸的节奏混乱，就要影响动作的协调性，并且也会造成呼吸困难，使生理“极点”过早出现，消失得也晚；氧债也会欠得过多，甚至无法跑完全程。因此说，长跑时的呼吸节奏很重要。

游泳时如何保护眼睛

游泳很容易引发眼睛疾病，最常见的是急性结膜炎（即红眼病），大多数是由细菌、病毒感染引起，最明显的症状就是眼结膜充血（即红眼睛），还会导致急性结膜炎并发症。特别是戴着隐形眼镜的游泳者，角膜上皮细胞会缺氧，镜片的移动会损害角膜上皮，造成细胞死亡脱落，这样病菌就会侵入伤口，造成发炎。

防护措施：（1）游泳池必须按照规定及时换水和进行消毒；游泳者尽量选择水质好、污染少的游泳场所。（2）游泳前后最好滴一两滴抗生素眼药水，游泳过程中最好不要用别人用过的毛巾等物品。(3) 游泳时不能戴隐形眼镜，潜水时尽量把眼睛闭上，有条件的，游泳时最好戴游泳防护镜。(4) 在游泳活动中尽可能不用手搓揉眼睛，患有高度近视者不能头朝下跳水，以免引发视网膜脱离。(5) 切记：游泳后及时用干净水洗脸、洗澡，并用抗生素眼药水滴眼一次。

在游泳池里游泳，因受到漂白粉消毒剂的轻度刺激而引起的结膜炎，常常是在出水以后眼结膜有轻微发红，数分钟至数小时以后就会自行消失，一般不必到医院治疗。但如果症状有加重趋势，感染了急性结膜炎，不要擅自滴眼药水，以防感染加重，最好到正规医院看医生。

游泳后为什么容易饿

游泳是一项运动量很大的全身运动，游泳时身体的各个部位都参与活动，手指和脚趾也都发挥着很大作用，因此身体能量消耗很多。游泳时全身泡在水里，水温一般比人体的体温低，水又是优良的热导体，所以人在水里散热很快。据估计，人在12℃水中停留4分钟所散失的热量，相当于在同温度的地面上停留1小时所散失的热量。人体运动时能量和维持体温的热量都来源于我们所吃的食物。能量和热量消耗多了就需要补充，消耗得越多需要补充的也就越多。所以游泳后身体的饥饿感很强，吃得香，吃得多，借以补充游泳时身体消耗的大量能量和热量。

青少年饮食要注意什么

(1) 饮食要定时、定量。食物经过口腔的咀嚼后进入胃中，在胃中初步消化后进入小肠，食物中大部分营养物质在小肠被吸收。伴随这个过程进行的是大量消化液的分泌和胃肠的机械蠕动。饮食定时、定量，对消化系统是良性刺激，消化系统就会形成条件反射，使胃肠的工作、消化酶的分泌节律化、高效率。

(2) 创造良好的进食环境。环境会影响食欲，所以吃饭时环境要安静，尤其要防止吃饭时大声说笑或争吵动怒。咀嚼和吞咽是一个协调的运动过程，边吃饭边高谈阔论，或大笑大嚷，不仅影响消化，还会影响和破坏吞咽动作的协调运动，使食物呛入气管，骨刺卡住喉咙，惹出意外事故。

（3）吃饭要细嚼慢咽，注意力集中。细嚼慢咽具有四种作用：①使食物颗粒变得更小更细；②唾液分泌增多，使唾液与食物充分混合，充分发挥唾液中溶菌酶的防病作用；③能反射性地促进胃肠中消化液分泌增多；④使面部肌肉得到运动和锻炼。细嚼慢咽为食物进入胃肠的进一步消化做好准备，可以提高消化吸收营养素的效率。注意力集中的目的在于可帮助发挥中枢神经系统的功能，提高消化吸收效率，也可防止食物进入咽部、食管或气管。

（4）忌偏食和挑食。偏食是指只喜欢吃某几种食物的不良习惯，挑食是指在就餐时只吃自己喜爱的食物，排斥其他食物。这种饮食习惯对于青少年来说是有害的，原因是偏食与挑食违背了合理营养与平衡膳食的要求，并可能因某些营养素不足而引起疾病，如缺铁性贫血（缺铁）、龋齿、生长停滞或迟缓（缺锌）等。

知识小链接

缺铁性贫血

缺铁而影响血红蛋白合成所引起的贫血，见于营养不良、大量长期小量出血和钩虫病；只要是女性就比较容易患上缺铁性贫血，这是因为女性每个月生理期会固定流失血液。所以平均大约有20%的女性、50%的孕妇会有贫血的情形。

（5）防止厌食。部分青少年有食欲不佳、进食不足等现象，尤其是青春期少女，在不健康的审美观的指导下，为追求苗条进行节食，久而久之，出现精神性厌食症，这比偏食、挑食对健康的危害更大。这种不良的饮食习惯不仅容易造成营养不足，从而延迟发育，还会损害内脏器官，引起疾病。

（6）注意食品卫生。要保证食品新鲜，不吃生冷、馊败变质的食物。饭菜要烧透煮熟，隔夜的饭菜一定要回锅，以免因食入不新鲜、不卫生或腐败变质的食物引起急性胃肠炎甚至食物中毒等。

健脑食品有哪些

大脑结构的复杂和精细程度，功能的高超和完备程度，都是无与伦比的。人的一切活动，包括语言、情感、行为等，无一不受大脑的支配和调节。尽管脑的重量仅占人体重的2%左右，但其血流需要量占全身的15% ~20%，氧的需要量占全身的25%，每小时需要消耗4~8克葡萄糖。可见，脑是一个消耗特别大的器官，随时都需要供给养料。

大豆、鱼类、肉、蛋、牛奶、菠菜、胡萝卜、麦类、芝麻、核桃、海藻和水果等都是理想的健脑食物，因为这些食物中含有保护大脑所必需的营养物质，如不饱和脂肪酸、蛋白质、维生素、微量元素等。具体介绍如下几种：

广角镜

菠菜名字的由来

菠菜本来是两千多年前波斯人栽培的菜蔬，所以它有个别名叫作“波斯草”，波斯草传入中国，是尼泊尔人的功劳。唐代贞观二十一年（距今1300多年前），尼泊尔国王那拉提波把菠菜从波斯拿来，作为一件礼物，派使臣送到长安，献给唐皇，从此菠菜在中国落户了。当时中国称菠菜产地为西域菠薐国，这就是它被叫作“菠薐菜”，又简化成今日的“菠菜”的原因。

（1）鸡蛋含有大量蛋白质、脂肪、无机盐和维生素，这些都是大脑新陈代谢不可缺少的营养物质。鸡蛋所含的乙酰胆碱，是大脑完成记忆所必需的。因此，青少年如果能每天早餐吃1个鸡蛋，不仅可提高早餐质量，使整个上午具有充沛的精力，且可强身健脑。

（2）小米含较多的蛋白质、脂肪、钙、铁和维生素B等营养素，是健脑的主食。此外，小米还有防治神经衰弱的作用。平时吃些小米饭、小米粥，对脑的健康大有裨益。

（3）动物肝脏和肾脏均含较丰富的铁质，铁质是组成红细胞的重要成分。铁质供应充足，红细胞运输氧的功能就强，脑子就可以得到充足的氧气，从而才思敏捷、记忆力强。

（4）核桃、葵花子均含有较多的优质蛋白和脂肪，脂肪所含的不饱和脂肪酸是构成人体大脑的主要物质，是大脑不可缺少的建筑材料。

（5）黄花菜是蔬菜中营养价值较高的一种，其蛋白质、脂肪、钙、铁的含量是菠菜的15倍，维生素B_1含量也较高，具有安神定志的作用，故被人们称为“健脑菜”。

哪些蔬菜有健美作用

白菜是人们日常生活中最常用的食物之一，是绿叶蔬菜的主要代表。白菜含水量高，约为95%，所以热量低。白菜还含有大量纤维素，是减肥的佳品。白菜还含有机体所需维生素C、胡萝卜素及钙、磷、钾等矿物质。白菜味甘，性温，有利肠胃、除胸闷、通便等功效。

菠菜中的蛋白质含量较其他绿叶蔬菜稍高，比白菜高2倍。菠菜含有较多的胡萝卜素（维生素A原），是白菜的数倍，且易于吸收，菠菜含维生素C、维生素B_6也不低，含矿物质（如钙、铁、镁、钾、锌等）较高，但其是低磷食物，与蛋、鱼、肉、豆类等一起食用，可使机体保持合适的钙、磷比例，对机体的骨骼健康有良好的作用。

萝卜有“小人参”之称，这是因为萝卜营养丰富和有很好的药用价值。萝卜的水分含量高达94%，热量低，有减肥作用。萝卜含维生素C以及钙、磷、烟酸等机体必需的营养素，其健美作用较高。萝卜的药用价值很高，所含的多种酶及芥子油等挥发油，可促进胃肠蠕动，增进食欲，帮助消化，预防便秘的发生，还可顺气化痰，除燥生津，散瘀解毒。

土豆有“第二面包”之称。主要表现为其营养丰富齐全，碳水化合物含量约为16.5%，蛋白质含量约为2%，但其蛋白质不缺乏赖氨酸，而且含量很高。此外，土豆还含有较多的铁、磷、维生素C、粗纤维等成分，对人体保健有益。

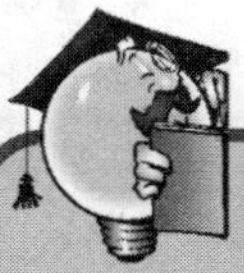

你知道吗

丙醇二酸有减肥功效

可抑制人体内糖类转化为脂肪，阻止体内脂肪堆积，有减肥和预防冠心病的功效。黄瓜和冬瓜等食物中都含有这种化学物质。

黄瓜是减肥、美容佳品，其含水量高达96%，还含有较丰富的铁、钾、胡萝卜素和维生素C，脂肪含量较低，这就有利于防止人体肥胖。鲜黄瓜中还含有丙醇二酸，可抑制机体中的糖转化为脂肪，这一点更决定了黄瓜是减肥的佳品。

西红柿含有大量水分，约为94%，是一种低热量的食物。西红柿富含维生素A原、维生素C和钙、磷、铁等矿物质。吃西红柿可满足机体对维生素和矿物质的需要，但人体不会发胖，因此是健美的食品。

哪些水果是健美佳品

苹果中含有多种维生素，以维生素C、维生素B较多；苹果含有钾、铁、磷、钙等矿物质。最重要的是，苹果含有鞣酸、苹果酸、柠檬酸、酒石酸等有机酸及丰富的果胶、纤维素等物质，能吸收肠道中的细菌和毒素，有止泻通便的功用，对维持机体的健康起调节作用。苹果中所含的大量维生素和苹果酸，能使积存于体内的脂肪分解，因此，常食苹果可有效地防止体态肥胖。

香蕉含有多种营养素，含碳水化合物较高，达21%，所以它的热量也较高。香蕉是钾和维生素A原的良好来源。另外，香蕉还含有果胶、维生素B、维生素C、维生素E及矿物质钙、磷、铁等。中医理论认为，香蕉味甘，性寒，有止泻、润肺肠、通血脉等功效，可以治疗便秘、发热和皮肤生疮等症。

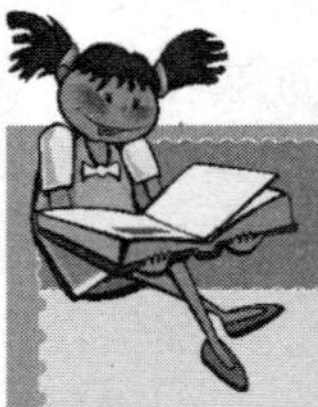

拓展阅读

苹 果 酸

苹果酸，又名2－羟基丁二酸，由于分子中有一个不对称碳原子，有两种立体异构体。大自然中，以三种形式存在，即D－苹果酸、L－苹果酸和其混合物DL－苹果酸。白色结晶体或结晶状粉末，有较强的吸湿性，易溶于水、乙醇。有特殊愉快的酸味。苹果酸主要用于食品和医药行业。

西瓜中的水分含量较高，达93%，西瓜中所含糖分以葡萄糖、果糖等单糖为主，易于机体吸收利用。西瓜中维生素A原含量较高，还含有维生素C、维生素B和烟酰胺等以及钙、磷、铁等矿物质和游离氨基酸、苹果酸、纤维素、西红柿色素及酶类等物质，这些成分对人体的健康和美容都非常有益。

水果连皮一起吃好吗

有些人认为水果营养丰富，水果皮里的营养也不少，吃下去不是很好吗？

即使有些水果皮不好吃，如像橘子皮，也拿来泡水喝。其实，这样做有时候是不妥当的。

因为在我国的很多地区，果树栽种以后，为了防止病虫害影响，要定期喷洒农药，这样，水果皮难免会沾上一些化学肥料或农药。如遇到一些渗透性较强的农药，甚至能渗透到果皮的蜡质层中去，一般清洗还洗不掉哩！所以，水果连皮一起吃不是一件好事，应该避免。

那么，有些水果如葡萄、草莓、樱桃、橄榄、大枣等不能削皮吃，又怎么办呢？应先将水果用凉水洗一下，再将水果放在高锰酸钾溶液中浸上 10 分钟，用冷开水冲洗一下再吃，这样就达到了既杀灭果皮表面的细菌，又消除残留农药的目的。

但是，随着现代农业的发展、环保意识的不断加强，未受农药、肥料污染的绿色食品越来越受到欢迎。这类绝对没受到化学物质污染的食品，当然也包括水果，就不会有以上的麻烦。如果你买来的水果属于绿色食品的范畴，连皮吃应该不会有什么问题。

不良饮食习惯有什么危害

（1）零食：有的女孩终日瓜子、糖果等零食不断，没有正常的饮食规律，消化系统没有建立定时进餐的条件反射，使胃肠得不到休息，导致食欲减退，影响进食。久而久之，易造成各种营养素的缺乏。

（2）偏食：不爱吃荤菜，优质蛋白质的来源会大大受到限制；又会导致热能过剩和各种维生素及无机盐的缺乏。或者只喜欢吃大鱼大肉、大荤大油，不吃蔬菜，会导致多种维生素缺乏症。

（3）暴食：大吃大喝，不但可引起胃肠功能紊乱，还可诱发各种疾病，如急性胃扩张、胃下垂、肥胖病等。油腻食物迫使胆汁和胰液大量分泌，有发生胆管疾病和胰腺炎的可能。这些疾病会严重影响人体对营养素的摄取。

（4）快食：狼吞虎咽不仅加重了胃的负担，而且容易发生胃炎和胃溃疡。由于食物咀嚼不细，必然导致食物消化吸收不全，从而造成各种营养素的损失。

（5）烫食：太烫的食物容易烫伤舌头、口腔黏膜和食管，对牙齿也可能造成损害。食管烫伤留下瘢痕和炎症，也会影响对营养素的消化。

（6）咸食：爱吃咸食的人，每天食盐量大大超过正常人需要的水平。由于体内钠的潴留，体液增多，血液循环增快而使心肾负担过重，可引起高血压等症。世界卫生组织明文规定，每天食盐摄入量不得超过5克。

考试阶段怎么吃

碳水化合物是人体生命活动及工作、学习所需能量的主要来源，米饭、糕点、面食及糖果等都含有大量碳水化合物。考试阶段，首先得保证有足够的碳水化合物供应。这样才能保证机体内肝糖原的贮备，就能保护大脑和心肌细胞，从而提高复习的效率，有利于调整心理状态，延缓和减轻疲劳程度。

蛋白质能提高大脑的活动能力，大脑活动时，需要一些神经介质的参与，而这些介质在合成过程中需要大量蛋白质。考试期间，由于高强度的脑力劳动，考生比平常时候需要更多的蛋白质。为了保证大脑敏捷的思维能力，考试期间应该为考生提供足够的含蛋白质的食品。动物性食品如瘦肉、鱼、牛奶、家禽以及大豆制品中都含有丰富的蛋白质。

卵磷脂是参加大脑思维活动的重要物质，由卵磷脂转化而成的乙酰胆碱是帮助神经传递和增加记忆力的物质。大豆、鸡蛋、牛奶和动物内脏中含有较多的卵磷脂，应经常食用。

另外，还要多吃一些富含维生素的新鲜蔬菜和水果。维生素参与人体各组织的新陈代谢，还是体内酶的重要组成部分。维生素有利于大脑和神经系统功能的正常工作，足量供应维生素有利于消除和延缓大脑神经的疲劳。

在考试的日子里，早饭一定要吃好，适当吃些水果。在两场考试之间，还可以吃些巧克力和果汁，这样既可以补充些热量，减少体内肝糖原的消耗，预防产生低血糖，还有兴奋大脑使其保持最佳工作状态的作用。

知识小链接

低 血 糖

低血糖是指血糖水平低过4.0毫摩尔/升的现象。此现象只能发生在服用某种药丸或注射胰岛素期间。还有一类是先天性高胰岛素性低血糖，引起这个病的原因是氨基酸代谢的一个关键酶，谷氨酸脱氢酶发生了基因突变。

酸牛奶、乳酸菌、乳酸饮料的区别

先看酸牛奶，市场上常见的是装在玻璃瓶中的半凝固型液体，它是以优质牛奶为原料，经乳酸菌发酵后精制而成的。因为乳酸菌能将糖类分解生成乳酸，利于人体消化、吸收，所以酸牛奶属于发酵型的牛奶，含奶量在30%以上，易于消化吸收。在国外称之为“酸乳酪”。

再看乳酸菌饮料，是以牛奶为原料（有时也以奶粉为原料），加入有益人体的乳酸菌或双歧杆菌发酵制成酵乳，然后再加入一些食糖、营养素等制成的酸甜可口的营养饮料。其中双歧杆菌在人体肠道中与肠道黏膜细胞结合后可阻止致病细菌的入侵。

最后是乳酸饮料，与上面的饮料仅一字之差，但区别可大啦。乳酸饮料是不用乳酸菌发酵的配制型饮料，由含量不到20%的牛奶或奶粉加上乳酸（或柠檬酸、山梨酸等），再加糖、香精、营养素、防腐剂等，直接配制、勾兑而成，工艺简单，不必冷藏。

由此可见，虽然都是乳制饮料，但其产品原料、生产工艺、营养价值都有很大区别。那么，如何区别呢？注意看一下包装上的配料表，如有乳酸、奶粉等字样的就是属于最后一种不发酵的乳酸饮料；如标明有乳酸菌、活乳酸菌的则为第二种乳酸菌饮料；至于酸牛奶，从包装上一看便知。

嚼口香糖有利还是有弊

这个问题十分重要。如果你吃的是不含糖的口香糖，那么一般说来对牙齿护理是有利的。研究证明，咀嚼口香糖20分钟后可以分泌出正常状况下3倍以上的唾液。由于唾液可以中和口腔中的酸性物质，并且含有可以坚固牙齿的矿物质元素，因此嚼口香糖还是很有益的。当然，这仅仅是对不含糖的口香糖来说。

睡眠为什么重要

青少年正处在长身体、长知识的时期，只有睡眠好，才能身体好；只有睡眠好，才能学习好。充足的睡眠至少有以下益处：

（1）促进生长发育。人体的生长激素大部分是在睡眠中分泌，生长激素能促进人体身高的增长。生长激素分泌不足的人，个子会长得矮小，甚至患侏儒症。生理学家做过多次实验：每 30 分钟测定血液中生长激素一次，发现所有人的一天 24 小时中，大多数醒的时间内生长激素的浓度都很低，但在睡着 1 小时之后，都会出现一次明显的生长激素分泌高峰，随后连续出现多次分泌高峰，直至睡醒为止。

（2）提高智力。儿童的器官稚嫩，容易产生疲劳，大脑也是如此。当睡着时，大脑皮质的神经细胞处于保护性抑制状态，得到能量和血氧的补充，在消除疲劳之后，就具有更高的兴奋性。科学研究表明，睡眠时间的长短直接影响到学习成绩。专家们还发现，在睡眠不足的孩子中，口吃和其他语言障碍的倾向相对严重一些，反过来又会使他们学习成绩更糟糕。

（3）增强抗病能力。机体的免疫反应是在神经系统的调节下进行的，神经和精神状态直接影响着免疫力的高低。睡眠可以调节人体神经系统的功能，改善精神状态，因而也就增强了人体免疫力。美国一位医学教授认为，人在睡眠时，体内会产生一种来自淋巴和骨髓的保护物质，这种物质是人体内的免疫机制，它可以预防和击退疾病的感染和进攻。我们知道，小儿抗病免疫能力是很微弱的，因此睡眠也是小儿抗病免疫的自卫武器。

如何学会积极地休息

长时间从事一项活动容易引起相关部位的疲劳，如长时间看书学习，就容易引起眼睛和大脑皮层的疲劳，换一种活动方式，如出去跑步、打球，就能很快消除大脑皮层局部的疲劳。这是因为大脑皮层新的兴奋会加速原来兴奋点的抑制，使抑制过程加速，这就是积极的休息方式。

积极休息的效果一般要比日常作息或处于静止状态休息的效果好，因此青少年朋友要重视课间休息。室外课间休息时，同学们可以呼吸到新鲜的空气，接受阳光的照射，有助于改善脑部血液循环、消除疲劳。户外活动还能使眼睛得到休息，预防近视眼。课间休息还可保证教室通风换气。课间休息最好以活动性为主，如跳绳、跳皮筋、游戏等，这样不但能活动肌肉、关节，促进血液循环，有助于大脑疲劳的消除，而且对青春期生长发育也十分有利。

生活急救

天有不测风云，人有旦夕祸福。当我们突然遭遇病魔或意外伤害时，你知道怎样做吗？你知道怎样保护自己和你身边的人吗？你知道怎样把伤害降到最小吗？健康生活是人们的良好愿望，但是，突发事件和意外伤害随时威胁着人们的生命健康，比如中暑、火灾、煤气中毒、溺水等等一系列突发事件，若突然造访，你是不是也会一时手足无措呢？本章就讲述一些生活急救措施，希望能对广大群众日常应对家庭突发事件有一定的指导借鉴作用。

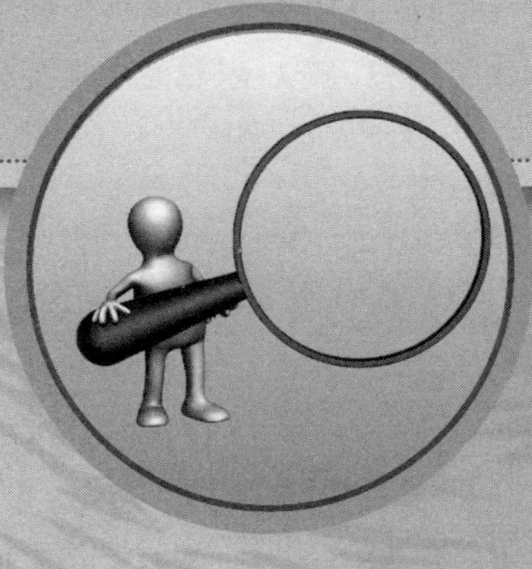

烧伤了怎么办

烧伤是日常生活中常见的损伤，人被烧伤后会出现各种反应，有的人很严重，最后因抢救无效而死亡；而有人会留下很难看的疤痕；也有的人恢复后皮肤光洁完好如初。这是为什么呢？

烧伤的严重程度取决于受伤的面积和受伤的深度，如果受伤面积很大、很深，那么人体的全身反应就会很大，而且容易出现全身其他器官的障碍，严重损伤的病人如果处理不及时会导致死亡。而损伤深度又直接影响局部皮肤的美观。一般来说，烧伤深度是由致伤温度和作用时间决定的，如果温度低、时间短，损伤就浅，反之就深。

一般把烧伤分为四度。一度就是损伤只波及表皮，此时皮肤会发红并有轻度肿痛，一般不需特殊处理，2～3 天后可自行恢复。二度又分深浅，较浅者两周左右愈合，深者 3～4 周愈合。三度颜色可有变焦黄甚至炭化，硬如皮革。四度累及更深处肌腱神经、血管、骨、脏器损伤，大多需要截肢或皮瓣修复，多有功能障碍。

广角镜

表皮的组成

成人表皮主要由三种细胞构成，除角质形成细胞外，还包括黑素细胞和郎格汉斯细胞。此外，在某些部位还存在默克尔细胞。

一旦烧伤，减少疤痕的最好方法就是要妥当处理伤口。如果皮肤被化学物质烧伤，应立即除去化学物质，并用大量的清水冲洗干净。其他烧伤，如果皮肤没有破损，也可以用冷水冲洗。如果出现水泡，小的可让其自行吸收，大的则最好到医院去处理。

遇到触电者怎么办

触电造成对人体伤害程度，与通过人体电流大小强弱成正比。如通过人体的电流为 1 毫安时，人即有电麻感觉；到 10 毫安以上时，人就会麻痹难受；再大时，就难以自持；到 50 毫安时，人就有伤亡危险。一般家中常用的

25瓦白炽灯泡所通过的电流，就有100多毫安。

因此要注意安全用电，防止触电。一旦触电，该怎么办呢？

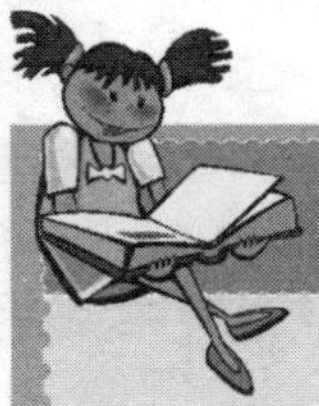

拓展阅读

电　流

单位时间内通过导体横截面的电荷量，叫电流，通常用I代表电流，单位是安培，简称“安”。电流是物理学中的7个基本量纲之一。

立即把触电者与电源分离。在一时无法切断电源的情况下，也要想方设法使触电者离开电源。此时，可用木棍、竹竿、不导电的家具等物品，挑开电源体。紧急时，身边找不到绝缘棍棒和其他合适的工具，可用穿着橡胶底鞋或干燥的布底鞋的脚，用力将触电者蹬开电源体，或将手用多层干布包裹后拖拉。如果触电者紧握带电体不放，这时可用带木柄的斧头，或带木柄的刀砍断电线。也可将木板或不导电的塑料板等，塞进触电者与地面接触部位，这样可以切断电源，触电者就会从电源处松开手。

触电者脱离电源后，如果呼吸已停止，必须立即进行现场急救。要进行人工呼吸和胸外心脏按摩，直到医生到来。这个紧急抢救至关重要，千万不要忙于搬送病人，或坐等医务人员的到来。即使在转送过程中，病人呼吸暂时不能恢复时，也不要放弃做人工呼吸和胸外心脏按摩，争取触电者起死回生。

遇到火灾怎么办

（1）要有良好的心态。

在火灾突然发生的异常情况下，多数人会出现惶恐，这是最致命的弱点。而保持冷静的头脑和行动，对防止惨剧的发生则是至关重要的。在紧张恐慌的心理排除后，遇难者若能临危不乱，运用学到的避难常识和人类的聪明才智，就会化险为夷，把灾难损失降到最低限度。

（2）防止烟雾等有毒气体的侵害。

统计资料表明，发生火灾时，在死亡的人员中有相当一部分人不是被火直接烧死的，而是由于烟气的危害造成的。一旦遇到起火而被围困后，不管附近有无烟雾都要采取防烟措施。现介绍一种简便的防烟方法——毛巾防烟法。

毛巾折叠起来捂住口鼻就会起到很好的防烟作用。湿毛巾在消除烟雾和烟雾中刺激性物质方面的效果要比干毛巾好得多，但毛巾过湿会使呼吸阻力增大，造成呼吸困难。因此，在使用湿毛巾时，应将毛巾含水量控制在毛巾本身重量的3倍以下。使用毛巾捂住口鼻时，一定使过滤烟的面积尽量增大，确实将口鼻捂严，在穿过烟雾区时，即使感到呼吸阻力增大，也绝不能将毛巾从口鼻上拿开。一旦拿开就可能立即导致中毒。

（3）火灾时的紧急避难。

千万不要轻易打开避难间的门窗。楼层火灾，尤其是高层建筑火灾之所以蔓延迅速，都是由于打开了门窗所致。所以，不到万不得已时，不要打开门窗。如果避难间内充满烟雾，无法忍受时，且只有在这时才能打开背火一侧的门窗，排放烟雾后要立即关闭好。

身上起火怎么办

（1）当身上套着几件衣服时，火一下是烧不到皮肤的。应将着火的外衣迅速脱下来。有纽扣的衣服可用双手抓住左右衣襟猛力撕扯将衣服脱下，不能像平时那样一个一个地解纽扣，因为时间来不及。如果穿的是拉链衫，则要迅速拉开拉锁将衣服脱下。

（2）身上如果穿的是单衣，应迅速趴在地上。背后衣服着火时，应躺在地上；衣服前后都着火时，则应在地上来回滚动，利用身体隔绝空气，覆盖火焰，窒息灭火。但在地上滚动的速度不能快，否则火不容易压灭。

（3）在家里，使用被褥、毯子或麻袋等物灭火，效果既好又及时，只要打开后遮盖在身上，然后迅速趴在地上，火焰便会立刻熄灭；如果旁边正好有水，也可用水浇。

（4）在野外，如果附近有河流、池塘，可迅速跳入浅水中；但若人体已被烧伤，而且创面皮肤已烧破时，则不宜跳入水中，更不能用灭火器直接往人体上喷射，因为这样做很容易使烧伤的创面感染细菌。

煤气中毒怎么办

如果不小心发生了煤气中毒，应立即打开门窗并把患者移至通风处，让患者平躺下，解开衣扣和裤带，但要注意保暖。患者应安静休息，避免活动，以减轻心、肺负担及氧消耗量。中毒症状较轻的患者，在空气新鲜的地方休息 2 ~ 3 小时就会有所好转，必要时还应进行一些对症治疗；对有自主呼吸的患者，应充分给予氧气吸入。对呼吸衰竭、呼吸停止以及昏迷不醒、皮肤和黏膜呈樱桃红或苍白、青紫色的严重中毒者，应在通知急救中心后就地进行抢救，并视情况进行人工心肺复苏。争取尽早对患者进行高压氧仓治疗，以减少后遗症。即使是轻度、中度中毒，也应进行高压氧仓治疗。

夏季中暑怎么办

夏日酷暑，烈日炎炎，尤其是在潮湿闷热的环境里，人很容易中暑。在夏天，人体主要通过出汗来散热，调节体温。如果人所处环境温度过高或潮湿闷热，汗液不易挥发，体内产生的热量得不到散发，相反会积聚在体内，使人的调节体温功能失灵，那就容易引起中暑。特别是那些体质虚弱者或老人、小孩，更易发生中暑。

中暑时的症状：会出现大量出汗、口渴、头晕、耳鸣、胸闷、心跳加快、恶心、四肢无力。严重的会使体温升高到40℃以上，出现昏迷、精神错乱和抽筋等。

知识小链接

中　暑

中暑是指在高温和热辐射的长时间作用下，机体体温调节障碍，水、电解质代谢紊乱及神经系统功能损害的症状的总称。

凡是发现中暑病人，应迅速将患者从高温环境下转移到阴凉通风处，解开衣服纽扣和领口，让其平躺休息。然后补充清凉饮料，在饮料中，最好加放少量盐。也可服仁丹、十滴水，在额部涂抹清凉油等。还可用消毒酒精棉揩擦身体。经过上述处理，一般能很快或在几小时后使身体恢复正常。体质差的人，要多休养一段时间。

意外接触硫酸怎么办

硫酸有强烈的腐蚀性和吸水性，遇水会产生高热而爆炸，人若接触到危害极大。

（1）吸入硫酸气体时的急救

此时首先应该将硫酸污染来源移走，或者将受害者移到有新鲜空气的地方。如果受害者觉得呼吸困难，最好在受过培训的人员帮助下，根据医生的建议吸入氧气。切忌让受害者到处走动。肺水肿的症状可能会在意外发生后48小时之内出现，此时应立即将受害者送往急救部门。

（2）皮肤表面接触硫酸时的急救

尽快用温水轻轻冲洗接触到硫酸的部位至少20～30分钟。如果伤者仍感到刺热疼痛，则要反复冲洗。冲洗过程不能中断。如果必要，让救护车在外等待。在用水冲洗的过程中，应将被硫酸污染过的衣物、鞋子和其他皮制品（如手表带、皮带）除去扔掉。

（3）眼睛接触到硫酸时的急救

尽快用温水轻轻冲洗接触到硫酸的眼睛至少20～30分钟，过程中要保持眼睑的打开。如果条件允许的话，应尽快使用中性生理盐水冲洗，而且冲洗过程不应中断。如果有必要，让救护车在外等待。另外要特别注意的是，冲洗过程中，不要让冲洗眼睛的水溅到未被污染的眼睛或脸上。如果伤者仍感到刺热疼痛，则要反复冲洗，并尽快将受害者送到急救部门。

（4）不小心吞下硫酸时的急救

若受害者已经失去意识，不省人事或正在抽搐时，切忌往受害者嘴里送任何东西。用水彻底地冲洗受害者的口腔，但不要诱导受害者呕吐。让受害者喝下240～300毫升的水，用以稀释胃部的硫酸。如果有牛奶的话，可以在受害者喝水后让其喝下。如果呕吐自发性地发生，则要反复给受害人喝水，并且尽快将受害者送到急救部门。

鲠了鱼刺怎么办

不少人习惯用大口吞咽饭团的方法将鱼刺带下，实际上这个方法是比较危险的，因为盲目吞咽饭团容易将鱼刺越鲠越深，不仅取出困难，而且一旦鲠在食管里，感染后容易引起食管穿孔，可能造成相当严重的后果。因此，鲠了鱼刺应当及早钳出，不要乱吞饭团。

鱼刺最容易刺在扁桃体上，张大口就能看到的，可以用镊子取出；如果鲠在舌根部、会厌软骨周围，自己往往不容易看到，应该请医生用异物钳钳出；要是鲠在食管里，医生也不能看到的，得使用 X 射线透视检查，方法是让检查者吞服一口不透光的带有少许棉絮的钡剂，当钡剂流过鱼刺时，其中钡絮就被鱼刺钩住了，于是在 X 射线机荧光屏上就显示出潴留的钡絮，鱼刺的部位相应地就被确定，医生就可以在食管镜下钳取鱼刺。

你知道吗

米 醋

米醋就是用谷子、高粱、糯米、大麦、玉米、红薯、酒糟、红枣、苹果、葡萄、柿子等粮食和果品为原料，经过发酵酿造而成的。米醋具有如此美妙的营养，因此，国外的营养专家已经把它作为一种新型保健饮料开发出来，又称“玫瑰米醋”，盛产于浙江一带，故又称“浙醋”。

民间流传着吃米醋或用单方威灵仙来去除鱼刺，在没有食管镜等设备时，也是可以试用的一种方法。

总之，鲠了鱼刺，自己不能取出时，还是应该及早请医生处理为好。

最后再顺便说一句，吃饭时最好别讲话，特别是在吃鱼时，因为边讲边吃会打扰正常的咀嚼动作，一不小心就会被鱼刺鲠住。

鼻子出血怎么办

常见的鼻出血，在医学上称为鼻衄。在鼻中隔前下方的这个部位，毛细血管非常丰富。凡遇到鼻内黏膜干燥破裂时，鼻子外部遭碰撞时，用手指抠挖破了鼻孔上的黏膜时，都容易引起出血。由以上原因引起的鼻出血，一般都较容易止住。为了及早止血，可采用以下几种方法。

（1）压迫法：遇到鼻子出血时，先让出血者坐下，头向后仰。不要将血咽下，使血积存在鼻孔内易于凝固。再用清洁药棉塞入出血的鼻孔，压迫出血处。用两个手指分别点压鼻翼两侧，也可点压出血一侧的鼻翼，约 5 分钟。

止血后约半小时可取出药棉。

（2）冷敷法：用冷水拍头、用湿冷的毛巾敷额、用冰块贴于头部都可以。通过冷的刺激，使头部（包括鼻子）的毛细血管收缩起来，达到及早止血的目的。

（3）热脚法：将脚浸在温热的水中，使脚部的毛细血管扩张，让血液多而快地流向脚部，同样可止鼻血。不过关键是要记住：左侧鼻孔出血时烫右脚，右侧鼻孔血出时烫左脚。

民间还有另一种热脚止鼻血的方法：将大蒜头捣烂，用大蒜碎末做成5分钱币大的小饼，敷贴在脚底心上。而且也是右鼻孔出血时贴左脚，左鼻孔出血时贴右脚。

（4）举手法：左鼻孔出血时，举起你的右手；右鼻孔出血时，举起你的左手。而且要将大臂和小臂高举伸直，并使大臂紧贴耳边，稍等片刻，就能止血。采用这个方法时，只要站在原地不动就行了。

如出血多，用以上方法都止不住时，一定要到医院就诊。因为疾病引起的鼻出血是一时不能止住的。

耳朵进水怎么办

夏日游泳时，耳朵里进水是常有的事，就是有时洗头洗澡不当心，耳朵里也会进水。耳朵进了水，就像有道厚墙封闭了耳道，既影响听觉，也有明显的不适感。

下面介绍几种方法，能轻而易举地将水排出：

（1）进入耳中的水如果不太深时，只需将头歪向进水的耳朵一侧，用手连续地拉几下耳垂，水就会从耳中滚落下来。

（2）如果水入耳较深，可以通过单脚跳跃的方法使水排出。记住右耳进水，头歪向右侧，用右脚跳跃（抬起左脚）；左耳进水，头就歪向左侧，用左脚跳跃。跳跃不仅要连续多次，而且还有个小窍门——当你跳起落地时，脚跟着地要重，让头部震动，让耳中的水震落下来。

（3）如果家中备有棉签，可用棉签轻轻地、慢慢地伸进耳道，吸干耳中的水。采用这个方法时，不能有半点马虎和急躁，以免损伤耳膜。

（4）用两手指快速堵进耳道中，而且要堵得严实。再通过嘴巴向外呼气后，又猛然间抽出手指，耳中的水也会随之流出耳外。

吃错药了怎么办

首先，要搞清吃的什么药，吃下去多少剂量。有些内服药即使吃错，对人的毒性不是很大，如大多数的抗生素，人无病时误服一次不会有很大毒副作用；退热的药片也不会使正常健康人的体温下降；降血压的药误服一次不会使血压降下来。至于安眠药，正常的剂量是不会使人昏迷不醒的，但可能会使人瞌睡。然而如果误服大量安眠药或其他有特殊作用的药物，则需要在送医院前做些初步的处理，以使药物吸收程度降到最低。

最常用也最有效的办法是催吐。但催吐前最好先喝些温开水，然后只要用手指（或用匙柄、筷子）伸至舌根，刺激咽部即可引起呕吐。这样反复几次，直到呕出清水为止。只要处理及时，有时即便服了致命毒物也会被救活。最要紧的是不可惊慌失措，一味哭喊。

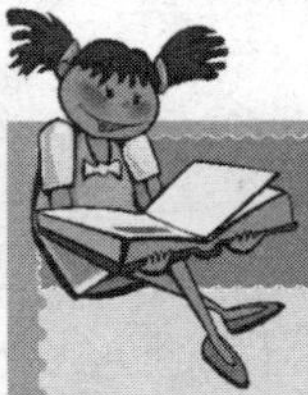

拓展阅读

安 眠 药

安眠药又名安定。本品白色或类白色结晶性粉末；无臭，味微苦。几乎不溶于水，可溶于盐酸。遇酸或碱及受热易水解，口服药物在胃酸的作用下开环，进入碱性肠道又重新环合成原药。因此，不影响药物的生物利用度。抗焦虑，停药后代偿性反跳较轻，停药困难小，后遗效应较轻，安全范围大。

不过如误服的是对胃肠有腐蚀作用的药剂，在催吐前最好先服些米汤、生蛋清等再行催吐，以免损伤胃壁。如误将碘酒喝下，则要马上服大量淀粉糊或米汤；如误服癣药水、止痒水等应立即喝下大量茶水后再催吐。催吐易误吸入肺引发肺炎，青少年最好不这样做！

怎样进行人工呼吸

人工呼吸方法很多，有口对口吹气法、俯卧压背法、仰卧压胸法，但以口对口吹气式人工呼吸最为方便和有效。

口对口吹气法，操作简便容易掌握，而且气体的交换量大，接近或等于正常人呼吸的气体量。对大人、小孩效果都很好。

操作方法：(1) 病人取仰卧位，即胸腹朝天。(2) 救护人站在其头部的一侧，自己深吸一口气，对着伤病人的口（两嘴要对紧不要漏气）将气吹入，造成吸气。为使空气不从鼻孔漏出，此时可用一手将其鼻孔捏住，然后救护人嘴离开，将捏住的鼻孔放开，并用一手压其胸部，以帮助呼气。这样反复进行，每分钟进行 14~16 次。

如果病人口腔有严重外伤或牙关紧闭时，可对其鼻孔吹气（必须堵住口）即为口对鼻吹气。救护人吹气力量的大小，依病人的具体情况而定。一般以吹进气后，病人的胸廓稍微隆起为最合适。口对口之间，如果有纱布，则放一块叠二层厚的纱布，或一块一层的薄手帕，但注意，不要因此影响空气出入。

怎样进行胸外心脏按压

首先使伤者仰卧在较坚实的平板上，然后解开其腰带和背带，使其胸部裸露，并使其头部充分后仰（最好用一只手托在伤者颈后），至鼻孔朝上，以利呼吸道畅通。

救护者把一只手的手掌根部叠放在另一只手的手背上，掌根正放在伤者胸骨中下三分之一位置，即胸骨的下半段、两个乳头中间稍靠下的地点。两个手臂都伸直，利用身体的重心，连同两手的力量一起下压，将胸骨压下至少 5 毫米（肥胖者 5~6 厘米），然后放松手掌，使胸腔弹回。每次挤压时间约 1 秒，每分钟挤压至少 100 次。每次迅速挤压后，让伤者胸部自动复原，血液充满心脏。按压时定位必须准确，用力要适当，切忌用力过大，以免挤压出胃中的食物，堵塞气管，影响呼吸，或者造成肋骨折断、气血胸和内脏损伤；但也不得用力过小，否则便不能发挥挤压作用。

在挤压心脏的同时，还要进行人工呼吸（吹气）。吹气应在每挤压 30 次吹 2 次，即 30:2。

通常，胸外心脏按摩要连续不断地进行下去，直到伤者心跳恢复（可根据伤者能否自行呼吸来判断）。为了检查伤者有无脉搏，每 2 分钟应停止按摩 2~3 秒，以观察其脉搏是否跳动。

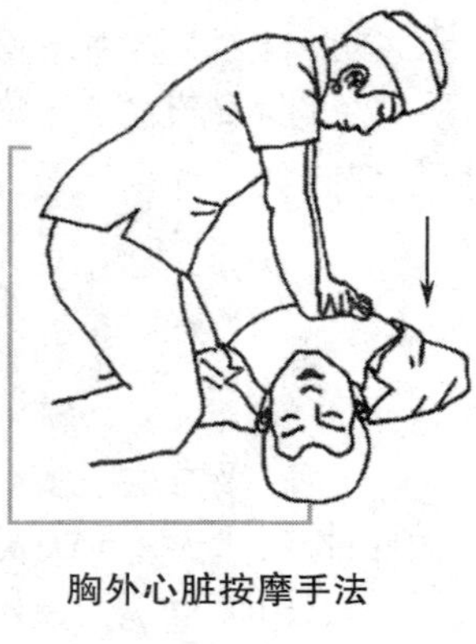

胸外心脏按摩手法

瘦身美容

QINGSHAONIAN BIZHI DE
YIXUE ZHISHI

瘦身美容是当今女孩子无不重视的话题，随着生活水平的不断提高，人们对于美的认知也是有增无减。每个女孩子都希望自己有个曼妙的身姿和永不衰老的容颜，那么我们该如何进行科学的健身美容呢？下面我们就一起进入瘦身美容的殿堂！

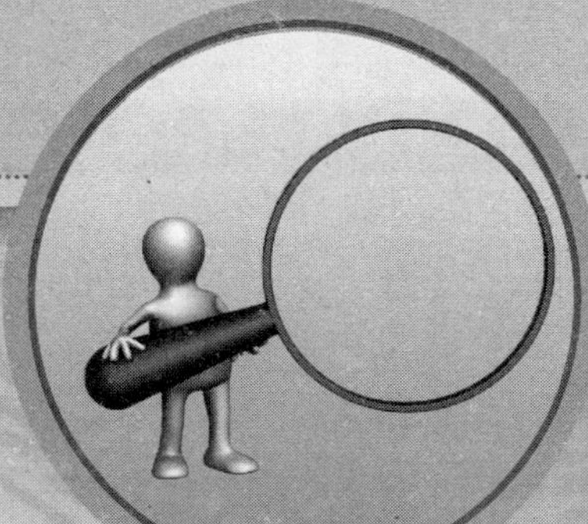

怎样知道自己超重了

儿童单纯肥胖症是与生活方式密切相关，以过度营养、运动不足、行为异常为特征的全身脂肪组织过度增生的一种慢性疾病。单纯肥胖所指的不是由某些先天遗传性或代谢性疾病及神经和内分泌疾病引起的继发性病理性肥胖，而是单纯由某种生活行为因素所造成的肥胖。

体重是否正常的判断方法：一般是用各种秤测量体重，然后根据世界卫生组织（WHO）制定的标准来判断。

体重超过同性别同身高标准体重的 10%——超重；

体重超过同性别同身高标准体重的 20%——轻度肥胖；

体重超过同性别同身高标准体重的 30%——中度肥胖；

体重超过同性别同身高标准体重的 50%——重度肥胖。

如果在家里，家长可以按照公式来初步计算孩子的标准体重：1～12 岁的体重（千克）＝实足年龄×2＋（7～8）（千克）。

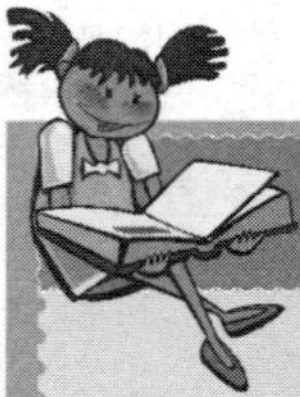

拓展阅读

内分泌失调

人体有内分泌系统，分泌各种激素和神经系统一起调节人体的代谢和生理功能。正常情况下各种激素是保持平衡的，如因某种原因使这种平衡打破了（某种激素过多或过少）这就造成内分泌失调，会引起相应的临床表现。男性和女性都可能出现内分泌失调。

肥胖对身体有什么危害

大部分肥胖儿童的家长并未真正意识到孩子患肥胖症是一种疾病，会对其身心健康构成极大的威胁；反而错误地认为肥胖是儿童健康的一种表现，是家庭经济实力的象征。其实儿童期肥胖的后果比成人更为严重，这是因为儿童期肥胖多为脂肪细胞增多，而脂肪细胞数量过多型肥胖较脂肪细胞体积增大型肥胖更为难治。单纯肥胖症的高发年龄为 1～5 岁，约有三分之一的肥胖儿会进入成年期肥胖，因而潜伏着可能患许多疾病的危险，如发生糖尿病、动脉粥样硬化、高血压、冠心病、呼吸通气不良等。

研究证实，肥胖儿童普遍由于体型变化而产生自卑感，缺乏自信心，自我感觉差，自我评价低，不愿意参加集体活动。这对于开阔视野，增长见识，提高分析问题、解决问题的能力都是不利的，久而久之，会越来越不合群，形成心理障碍。

肥胖儿童由于身体反应迟钝，对各种应激反应能力低下，易发生各种外伤、车祸等意外，易发生骨折及严重的肢体受伤。

有资料显示，肥胖及超重儿童意外事故的发生率要高于非肥胖儿童人群，而且一旦发生意外事故的话，肥胖及超重儿童所造成的后果要比一般儿童严重。

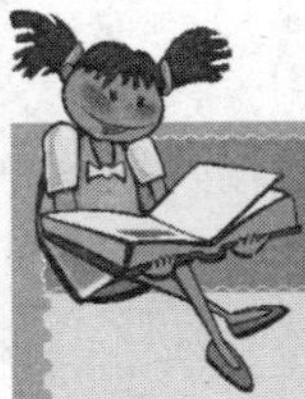

拓展思考

冠　心　病

冠状动脉性心脏病简称冠心病。指由于脂质代谢不正常，血液中的脂质沉着在原本光滑的动脉内膜上，在动脉内膜一些类似粥样的脂类物质堆积而成白色斑块，称为动脉粥样硬化病变。这些斑块渐渐增多造成动脉腔狭窄，使血流受阻，导致心脏缺血，产生心绞痛。

美国儿童曾联合状告麦当劳，因为麦当劳食品虽然好吃，但是它使美国大多数儿童成为胖墩儿，吃毁了整整一代人。原因就是麦当劳食品富含高脂肪、高糖、高蛋白，却缺乏维生素、无机盐（含微量元素）、纤维素。

怎样做才能不变成小胖墩儿

青少年正处在生长发育的关键时期，为了保证正常发育的需要，足够的营养是非常重要的。原则是保证蛋白质（低热能）的摄入，减少热能的摄入和提高膳食质量，不盲目节食。平时应多吃些新鲜蔬果、粗粮、豆制品等；避免大吃大喝及高脂快餐、软饮料、甜食、冷饮、巧克力等。

（1）适当控制进食量。尤其对单纯性肥胖极为重要。此类患者特别是高脂肪及高糖类饮食要加以严格控制，饮食情况包括饮食习惯、质量及数量都应加以调整。对于轻中度肥胖者，应尽最大努力少进食额外食物，希望能达到每半月减轻体重 1～2 千克，直至达到正常标准体重。

（2）能量控制的目标。应该比平常孩子的能量消耗再低 20% 左右。其中约 50% 的能量来自糖类，25% 来自脂肪，25% 来自蛋白质。应该说，这样的话，蛋白质的供给量稍高了一点。这是因为孩子们处于生长发育阶段，需要更多的蛋白质，尤其是处在减肥这种能量供应不足的阶段，这样能够把减肥的副作用减少到更小。

（3）合理运动。应选择安全、有趣味性、价格便宜、便于长期坚持、能有效减少脂肪的运动项目。要让孩子知道，如果每天坚持半小时的激烈运动，而其他的时候一有空就坐着，那是毫无意义的。最佳的运动方案应该是，除了在户外活动时完成高密度、低强度的运动量外，还要强调每天应有一定时间的体力活动（大约累计 1 小时）和减少久坐的时间（每次不应超过 1 小时）。例如，上下楼梯自己爬，不坐电梯；在家里对孩子不要过分地溺爱，要鼓励他们做些简单的家务，如扫地、铺床、洗碗、擦桌子等。

（4）培养良好的行为习惯。矫正不良的饮食行为，改变不合理的进餐习惯，避免晚餐吃得过晚、过饱；改变餐间吃零食和吃夜宵的习惯，不吃“垃圾食品”；改变狼吞虎咽的习惯，提倡细嚼慢咽。在幼儿园里要教育中、大班幼儿控制进餐速度，培养细嚼慢咽的良好习惯；使每个肥胖幼儿都能动起来，自觉完成每天的运动量，充分调动孩子的主动性、能动性。

要定期为孩子称体重，及时掌握体重的动态变化。儿童减肥不宜减食减重，而是强调控制增重速度在正常生理范围内。根据一般规律，身高每长 1 厘米会自然增加近 1 千克体重，所以儿童的减肥特点之一是不强调降体重，要注意两者关系。

（5）科学保持体重。①生活行为的矫正，青少年应具有良好的饮食习惯，控制每天的饮食量，合理配餐，减少脂肪、糖类的摄入量，多吃瓜果蔬菜，适量的肉类搭配，同时也要坚持“早餐吃好、午饭吃饱、晚餐吃少”的原则。②从运动方面着手，加强体育锻炼，养成合理的运动锻炼习惯，最好能保证每天快走或慢跑 40 分钟以上，同时要保证充足的睡眠。③青少年能否达到有效控制体重的效果，精神因素也占很大比重。家长应尽可能减轻孩子的学习负担和精神压力，为他们创造愉快的身心健康环境，为实现有效控制体重创造有利条件。如果孩子已经出现肥胖症状，应及时到专业医院查明原因。如果有隐性疾病，应配合原发病进行减肥和治疗；如果是单纯性肥胖，最好在专业医生的治疗或指导建议下进行调整。

减肥不当有什么危害

减肥不是儿戏，任何轻率或不科学之举，都可能对机体造成伤害或更多的忧愁。

（1）低热能食谱——当心猝死。减少进餐、限制热能摄入是一种常见的减肥方法，只要坚持就能收到良好的效果。但要适度，每天摄取的总热能不得低于2500千焦。否则轻者可能发生心率改变，重者可能出现与饿死者相同的心脏病变，有导致突然死亡的危险，医学上称为“猝死”。

（2）严格素食——头发脱落。日本专家的统计显示，与“减肥热”相伴而来的是脱发者不断增多，其中20%～30%为20～30岁的青年女性。症结在于头发的主要成分是鱼朊蛋白，其中锌、铁、铜等微量元素不少，而吃素减肥的人只吃蔬菜、水果与面粉等，蛋白质及微量元素摄入不足，致使头发因严重营养不良而脱落。

（3）减肥过快——胆结石症。欧美医生近年来相继报道，追求快速减肥的人在起初2～4个月内，约有四分之一的人患上胆结石，其中手术减肥者的胆结石患病率还要高。这是因为热能供应急剧减少，沉淀于组织中的脂肪加速消耗时，胆固醇随之移动，在胆汁中的含量激增，胆汁因而变得黏稠，析出结晶而沉淀；控制饮食后胆汁分泌减少、胆囊收缩变弱，不能及时排空，促成了结石的形成。

基本小知识

胆 结 石

胆囊结石是指发生在胆囊内的结石所引起的疾病，是一种常见病。随年龄增长，发病率也逐渐升高，女性明显多于男性。随着生活水平的提高、饮食习惯的改变、卫生条件的改善，我国的胆石症已由以胆管的胆色素结石为主逐渐转变为以胆囊胆固醇结石为主。

（4）减肥过多——记忆减退。德国杜塞尔营养院古斯塔夫·克兰霍弗博士提醒减肥者：体内的剩余脂肪能刺激大脑，加速大脑处理信息的能力，增强短期与长期记忆。体重超出20%～35%的人最聪明，而节食减肥的女性记忆力损失最大。

（5）体重反弹——患心脏病。如果减肥不当造成体重反弹，可导致心脏病。减肥者要坚持节食与运动相结合，巩固减肥效果，保持体重稳定，防止反弹。否则不如不减肥。保持体重稳定对健康更有益。

（6）青春期减肥——发生闭经。对于女性，尚有一个合理选择时机的问题，青春期不宜减肥。因为青春期女性需要积累一定的脂肪（约占总体重的17%）才能使月经初潮如期而至，并保持每月1次的规律性。如果盲目减肥、体脂减少，则可使初潮迟迟不来，已来初潮者则会发生月经紊乱或闭经。

减肥为什么不容易

为了有效地减肥，首先要了解使人体变得肥胖的原因是什么，最普通的解释是，进入人体的热量太多了，引起体内的脂肪不断积累，肥胖就这样形成了。

根据这种理论，尽量少吃东西，很快成为最流行的减肥方法。很多人为了达到减肥目的，忍饥挨饿地严格限制饮食，每天摄入的热量不超过3700焦耳。可是用这种方法减肥，有时候比原来更糟：一部分人体重没下降；另一部分人虽然减轻了体重，但患上了神经性厌食症，身体变得十分虚弱。

为了使节食效果更理想，美国阿拉巴马大学科学家温西尔认为，饮食中所摄入的总热量多少并不重要，重要的是应该注意每单位中的能量密度。也就是说，要选择一些体积大、热量少的低能量密度的食物，这样，即使多吃一点也没关系。他认为，下面提到的食品，是比较理想的食品种类，例如不含淀粉的蔬菜（青豆、生菜、胡萝卜、黄瓜和花椰菜等）、新鲜的水果和未经过精炼的煮熟淀粉食物（马铃薯、糙米、玉米、干豆、面包和粗糙的谷物等）。然而，运用此法也有它的缺点，特别是当你认为节食已经成功，达到了预定的减肥目标，一旦想要换换口味改吃其他食物时，体重就会马上恢复原状，甚至比以前更加肥胖。

后来，美国科学家吉尔伯特·莱弗里博士提出了一种新的看法。他认为，人体有天然抗拒体重增减的本能，因此不论是多吃还是少吃，身体都会保持在一定的重量范围。最安全可靠的减肥方法，是每天进行适量的运动。他说："运动能够消化掉食物中的能量，比如每天行走或慢跑3000米，每星期就多用掉6000焦耳热量，这样经过两星期，体重就能减轻500克。如果换一个角度说，运动能消耗脂肪、增长肌肉。在维持人体正常状态时，肌肉比脂肪需要更多的热量，所以肌肉越多，消耗的热量也越多。更主要的是，运动不仅在当时，而且在以后的几小时内，一直在加速身体中的新陈代谢，这样，也就加速了消耗食物中热量的速度。”

知识小链接

热　量

热量，指的是由于温差的存在而导致的能量转化过程中所转移的能量。而该转化过程称为热交换或热传递。热量的法定计量单位为焦耳。

莱弗里博士的论点具有充足的证据，他提供的减肥方法对人体有益无害，通过锻炼活动能使体重不再增加，或者保持不变。但是，如果只需要减肥1～2千克的话，经常保持运动便能达到目的；若要想减肥2.5千克以上的话，这种减肥法便力所不能及了。那么是不是还有更好的减肥方法呢？使人肥胖的根源究竟在哪里呢？莱弗里无法给出确切的解答。

直到最近，纽约市洛克菲勒大学肥胖研究所的三位科学家赫希、福斯特和利贝尔在研究中发现，不管是人还是动物的“稳定体重”，都与身体中的脂肪细胞有关。他们认为，人体内的脂肪细胞数目并不固定，不过脂肪细胞一旦出生，就再也不会消失。

关于脂肪细胞的新发现，为真正、彻底、有效地减肥提供了一条新路，那就是从控制脂肪细胞方面着手。一般来说，正常人的脂肪都保持一定的体积，因为它们是受大脑中掌管饮食的某个部分控制的，而肥胖者的脂肪细胞，在体积上要超过正常人的2倍，甚至更多。那么，这些肥胖者经过强制性节食，将会出现什么情况呢？情况并不理想，一些原来是大胖子的人，通过节食后，体重大大下降，但也使他们体内的化学机能受到了很大的扰乱。这些人的脂肪细胞极小，和患神经性厌食症的人差不多，而且他们的脉搏和血压很低；妇女没有月经来潮，总是感到冷和极想吃东西。他们认为，用这种方法去减肥，简直是在受罪。

利贝尔在调查中还注意到一个奇怪的现象：有一位妇女在减轻了9千克体重后，身材体形反而变得更糟了，因为大腿和臀部的脂肪几乎没减少，这是什么缘故呢？

利贝尔经过认真研究后发现，脂肪细胞上有两种受体：一种叫 α 受体，能促使脂肪积聚；另一种叫 β 受体，能促使脂肪分解。上面说的那位妇女，正是因为在她大腿和臀部的脂肪细胞中，大多数都属于 α 受体类型，所以释放和分解的脂肪数量很少。

这一发现，使科学家们有了新的研究方向。他们希望能发明一种“苗条丸”，强迫那些不肯“合作”的脂肪细胞也能分解脂肪。不过大多数科学家认为，要想达到这个目标，还需要相当长的时间。

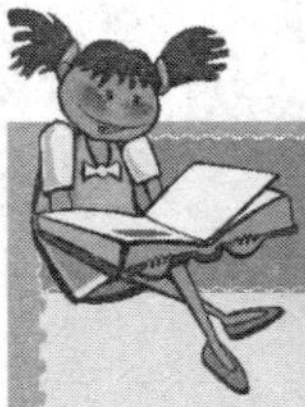

拓展思考

减　肥　药

减肥药，顾名思义就是具有减肥作用的药品。是随着审美观念的改变，衍生出来的一种能够使女性达到瘦身目的的药品。减肥药因为其快速的减肥效果受到女性的喜爱，但是如今有很多对女性身体有害的减肥产品也充斥着市场，让减肥药市场鱼龙混杂。所以挑选减肥药的女士们一定要谨慎。

总而言之，目前各种各样的减肥方法，都需要付出艰苦的努力，需要长期不懈的坚持，普通人要做到是很困难的。还有，市场上的各种减肥药都没有很理想的效果，而且长期服用还可能出现某些不良反应，因此只能是一种不得已而为之的办法。

不吃早餐能减肥吗

有的青少年女性，有不吃早餐的习惯，她们说，不吃早餐为了减肥或控制体形发胖。她们认为少吃一顿饭，就可以达到减肥的目的。而在现实生活中，有的不吃早餐的女性反倒身体越来越胖了。

不吃早餐照样发胖并不奇怪。因为不吃早餐，上午学习、工作或劳动会感到肚子饿得很，到了吃午餐时，必然要多吃，把早餐的饭补上，甚至晚餐也会多吃一些，因为考虑在次日早晨不吃饭。三顿饭量分两次集中食用，消耗不掉，就储存起来，如果分 3 次吃，就消耗得多一些，有利于代谢。据说，日本相扑运动员，就是不吃早餐，练习到中午，饱餐一顿，晚餐照吃不误，每日的进食量并不减少，从而促进身体发胖。

不吃早餐，不但不能减肥，相反还有很多害处。其原因是：从前一天的晚餐算起，就是10～13个小时未进餐，如果再不吃早餐到中午就是近18个小时不进餐。而且恰恰上午正是人们努力学习、工作的时候，劳动强度大，体力和脑力消耗也大，这样就会出现营养不足，很容易因饥饿而发生大脑缺血，甚至于全身器官供血不足，出现眼花、头晕等症状，对身体健康、学习、工作都极为不利。

"早饭吃好，午饭吃饱，晚饭吃少"，这是良好的饮食习惯，很符合饮食科学。这样控制饮食，不但可以健身，而且不会发胖。科学家认为，胰岛素的一个很重要的作用是使血糖转变为脂肪的速度加快，使脂肪在体内大量沉积。而人的胰岛素的分泌量一般在傍晚达到高峰，清晨分泌较少，因此，早饭应多吃一点，晚饭应少吃一点。

另外，早餐吃什么食物也要讲究，有的人早餐只吃一二个鸡蛋或油条、面包等干食，这也不好。人在夜间消耗了很多水分，所以早晨起床后人体需要补充很多水分，人体缺少水分不利于新陈代谢和排泄，这对健康和减肥都不利。早餐要吃些含水分多的食品，如牛奶、豆浆或面汤等，才更有利于消化和减肥。

青春期美容减肥菜谱有哪些

(1) 韭菜炒绿豆芽

备料：绿豆芽500克，韭菜100克，植物油、姜丝、精盐、味精各适量。

做法：将绿豆芽去根并洗净，韭菜择好，洗净，切成段。将炒锅放旺火上，倒入植物油，烧热，放姜末、精盐煸炒片刻，再放绿豆芽，翻炒至熟，加入韭菜、味精炒几下即可。

作用：补铁，温中，行气，散血去脂，瘦身养颜。

(2) 虾仁丝瓜

备料：虾仁100克，丝瓜300克，青椒1个，鸡蛋1个，植物油、味精、料酒、香油、素鲜汤、淀粉、精盐各适量。

做法：将丝瓜去皮，洗净，切片。用温水发泡虾仁，洗净并沥干水分后用碗盛出。将少量精盐、料酒、蛋清、味精、糖放进盛虾仁的碗中，拌匀后用淀粉上浆。把青椒去蒂洗净，去籽，切成细丝，炒软。净锅加油烧热，先加虾仁煸炒，再加丝瓜片煸炒，随即倒入鲜汤、味精、精盐，烧开后用淀粉勾芡，放入青椒丝，淋入香油即可。

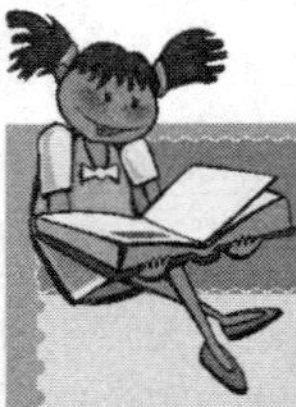

拓展思考

植　物　油

植物油是由脂肪酸和甘油化合而成的化合物，广泛分布于自然界中，是从植物的果实、种子、胚芽中得到的油脂。如花生油、豆油、亚麻油、蓖麻油、菜籽油等。

作用：清热凉血，化痰解毒，生津止渴，减肥瘦身。

(3) 红焖萝卜海带

备料：海带150克，萝卜250克，丁香、大茴香、桂皮、花椒、核桃仁、花生油、酱油各适量。

做法：将海带用水浸泡24小时（中间换水两次），然后洗净，切成丝。萝卜洗净，切成粗丝。将油烧热，加海带丝炒几下，放入丁香、大茴香、桂皮、花椒、核桃仁、酱油及清水烧开，改中火烧至海带将烂，再放入萝卜丝焖熟即可。

作用：维生素C、碘等含量丰富，膳食纤维含量高，热能低，利水通便，减肥，降低胆固醇。

(4) 香菇油菜

备料：香菇350克，油菜心500克，鸡汤300克，花生油、香油、精盐、味精、白糖、料酒、水淀粉各适量。

做法：将油菜心洗净，菜心头部劈十字刀口，深度为菜心的五分之一。香菇用水发好，洗净。炒锅内加入花生油，烧至七成热时投入菜心，加适量精盐、味精，用勺不停地翻动，至菜心软熟时盛入盘中。原锅置火上，依次加入鸡汤、油菜心、香菇、精盐、味精、白糖、料酒炒熟，用水淀粉勾薄芡，淋入香油，摆盘即成。

作用：热能低，维生素含量高，有利于瘦身减肥。

（5）西红柿牛肉

备料：牛肉150克，西红柿150克，干辣椒20克，鲜汤250克，熟菜油、花椒、姜片、白糖、酱油、精盐、味精、甜酒酿、葱段、芝麻油、绍酒各适量。

做法：牛肉洗净，切成厚片，放入碗内，加精盐、绍酒、姜片、葱段拌匀，腌渍约半小时，拣去葱、姜。干辣椒切成2.5厘米长的段。西红柿切成小片。炒锅上火，舀入菜油，烧至七成热，放入牛肉片炒至棕褐色，取出。锅内加少量油，下干辣椒、花椒炸香成棕红色，下西红柿炒出香味，加入鲜汤，放入牛肉、精盐、酱油烧沸，用旺火收汁，加入甜酒酿、白糖、味精、芝麻油调味即可。

作用：维生素、蛋白质含量丰富，适当食用有利于减肥。

（6）柠檬汁拌水果

备料：苹果100克，秋梨100克，柠檬汁20克，蜂蜜适量。

做法：苹果、秋梨去皮、核，洗净，切成小块，放盘中。柠檬汁加入蜂蜜，一起放入碗中，调成柠檬蜜汁。将柠檬蜜汁淋在苹果、秋梨块上，拌匀即可。

作用：味道鲜美，营养丰富，富含维生素C。

（7）香菇烧丝瓜

备料：香菇25克，丝瓜300克，熟花生油、精盐、味精、绍酒、鲜姜、香油、水淀粉各适量。

做法：香菇水发后捞出，原汁放一旁沉淀，然后倒在另一个碗内备用，香菇片去根蒂洗净。丝瓜去皮洗净，顺长劈开，切成寸片，用开水稍烫后过凉。姜去皮，切成细末，用水泡上，取用其汁。炒勺放在旺火上，放入花生油，用姜汁一烹，放入绍酒、香菇汤、精盐、味精、香菇、丝瓜，用水淀粉勾芡，淋入香油，掂勺即成。

作用：香菇、丝瓜可降低胆固醇，有减肥的作用。

(8) 香菇木耳豆腐

备料：豆腐300克，香菇3只，黑木耳25克，榨菜、酱油、白糖、香油、淀粉各适量。

做法：将豆腐切成3厘米见方的小块，中心挖空。将洗净泡软的香菇、黑木耳剁碎，榨菜剁碎，加入调味料及淀粉拌匀，做成馅料。将馅料放入豆腐中心，摆在碟中入笼蒸熟，淋上香油即可食用。

作用：香菇可降低胆固醇，豆腐富含蛋白质，是减肥常用菜肴，儿童可适量选用。

知识小链接

淀粉

淀粉可以看作是葡萄糖的高聚体。淀粉除食用外，工业上用于制糊精、麦芽糖、葡萄糖、酒精等，也用于调制印花浆、纺织品的上浆、纸张的上胶、药物片剂的压制等。可由玉米、甘薯、野生橡子和葛根等含淀粉的物质中提取而得。

(9) 蘑菇烧冬瓜

备料：冬瓜500克，水发蘑菇100克，料酒、味精、精盐、湿淀粉、豆油、黄豆芽汤各适量。

做法：冬瓜洗净，去皮去瓤。去皮冬瓜入沸水焯一下，捞出用凉水浸泡，再切成块。口蘑洗净，切块。炒锅放油烧热，放入豆芽汤、口蘑、冬瓜块、料酒、精盐、味精，旺火烧沸，改小火，烧至口蘑、冬瓜入味，用湿淀粉勾芡，即可出锅装盘食用。

作用：利水消痰，清热解毒，降血压，降血脂，瘦身美容。

为什么不宜久用口红

很多女性在美容中很重视涂口红。口红涂得好，确实可以给女性增添风采，可充分显示女性端庄俏丽的容貌和活泼自然的风姿，所以说，女性涂口红是有利美容的。但是，常涂口红对人的身体健康是不利的。这是因为，口红中含有羊毛脂成分，它会吸附空气中的微量的铅和大肠杆菌。据国外报道，口红还具有“光毒性”，专家们用两支20瓦的荧光灯照射混有大肠杆菌的口红，约有20%的菌种会产生突变，使生物中的核糖核酸遭到破坏。专家们发现，常涂口红的女性中，有30%的人会出现嘴唇干裂、肿胀等过敏症状，还有些人会引起中毒，甚至产生癌变。

所以，女性少涂口红为佳。女性中皮肤娇嫩、体质脆弱者，对有害物质更敏感。涂口红者，在吃东西或睡觉前，应该将口红洗净，以减少毒性物质进入体内的机会。涂口红后，一旦有轻微发痒和异常感觉时，说明不适宜涂口红，应立即停止使用，以防引起口红过敏。

男孩如何刮胡子

刮胡子有两种方法，一种是干刮，另一种是湿刮。干刮很简单，就是把电动剃须刀按在皮肤上，慢慢地推过面颊、脖颈这些长胡须的地方就可以了。但目前也有一些研究表明，用电动剃须刀刮胡须时的强烈震动，会刺激胡须的生长，使胡子变浓变粗。因此，如果你平时学习不是太紧张，可以选择湿刮。

刮胡子时，你最好从一只耳朵刮起，向下依次经过面颊、脖子、下巴，接着再从另一只耳朵按同样的方法依次刮过去，然后你可以自下而上地刮掉脖子上的胡须，最后再慢慢刮鼻子和上嘴唇之间的胡须。这样你刮胡子时，就不容易漏下一块，而且能刮得比较干净。

尽管你很小心，但有时候刀片仍然会刮破你的皮肤，不要惊慌，此时只要用干净的纸巾按住伤口处，过一会儿，伤口就会停止流血并且慢慢愈合。如果条件允许，最好能用医用酒精杀菌消毒。熟能生巧，慢慢的你刮破皮肤的次数就会越来越少。

其实，对于少年来说，还是不要太在意悄悄生长的胡子。我们黄种人毛发不像其他人种那样浓密，大多数人在20岁左右才长出明显的胡须，十五六岁的少年完全不必要为那一层黑茸毛而烦恼。

如何护理头发

（1）避免阳光暴晒和染发、烫发的伤害。夏天紫外线强，外出时应该戴遮阳帽或者打伞，这样不但可有效防止皮肤被晒伤，还可以防止头发因为过度的日晒而变黄。喜欢游泳的青少年朋友一定要注意戴游泳帽，游泳完后要将头发冲洗干净。

染发和烫发很容易使头发失去光泽和弹性，频繁地染发和烫发将会使头发失去自我修复能力，很容易从中间断开。

（2）注意头发卫生。头发具有保护头部的作用，但头发与头皮上往往黏附皮脂、头皮屑与污垢，此类物质的淤积，会影响头皮血液供应，使头发容易脱落，刺激头皮发痒，还会因搔抓头皮引起感染，所以应经常洗头发。有些人头发枯干，可用一些保湿摩丝、发胶等，尤其在干旱季节，能防止头发中水分过分蒸发。

> 广角镜
>
> **受损发质与烫发水的选择**
>
> 无论头发是那种原因造成的损伤，都会干燥。而干燥的发质在潮湿状态下吸水性比正常发质的吸水性要强得多，当然吸收烫发水的能力也会增强数倍，可想而知，头发的损伤程度也会成正比增大！根据以上状况，在选择烫发水时，一定要选择受损发质专用的烫发水或含有烫前护理、烫中护理的烫发水，这样可以减弱头发对烫发水的过度吸收。

（3）经常梳头、理发。每天应梳理头发 2～3 次，每次 10 多下，可去除头发中的脏物，且对头皮起刺激作用，促进头皮血液循环，有利于头发生长，但梳齿不宜太密，以免拉掉头发。烫发会损伤头发，长久用电吹风吹发，也将使头发干燥而损坏发质。头发不宜留得过长，根据情况经常理发。

（4）注意营养。头发的主要组成原料为蛋白质，膳食中应保证有足够的蛋白质、脂肪与维生素，特别是不饱和脂肪酸（植物油中富含）对头发保持乌亮油黑有重要作用。头发枯黄为营养缺乏的表现，应多进食富含维生素 A 的食物，如肝脏、蛋黄等。

（5）用科学的方法洗头。洗头不仅有净发的功能，而且还有护发的功能。洗头前先用梳子梳顺，然后从顶部开始打湿头发。在掌心倒适量洗发液均匀地抹在头发上，轻轻揉搓就行了，然后用清水洗净。洗完头以后尽量准备两条毛巾，一条用于吸水，一条将头发轻轻擦干。最好不要用吹风机吹干头发，尤其是吹风机的温度不宜太高，否则很容易造成头发断裂。

雀斑是怎么形成的

要了解雀斑是什么以及它是怎么发生的，我们首先得知道皮肤颜色是怎么来的。

决定皮肤颜色的最重要色素是黑素。你可以说，不同种族的不同肤色完全决定于黑素量的不同。

顺便说一句，在低等生物中，正是黑素使某些鱼类和蜥蜴改变皮色。在人类，黑素除了控制颜色外，它的最重要功能是保护我们免受过分暴晒造成的损害。

基本小知识

蜥　蜴

蜥蜴属于冷血爬虫类，它和出现在三叠纪时期的早期爬虫类祖先很相似。大部分是靠产卵繁衍，但有些种类已进化成可直接生出幼小的蜥蜴。蜥蜴俗称“四足蛇”，有人叫它“蛇舅母”，是一种常见的爬行动物。

黑素是由遍布全身表皮的一类特殊细胞产生的。这些细胞叫作“黑素细胞”。那么，雀斑是怎么形成的？实际上，雀斑是局部皮肤中黑素细胞的分支更多和产生的黑素也更多的缘故。因此雀斑的颜色是棕色，正是黑素的颜色。为什么有的人长雀斑而有的人没有？原因是遗传。我们的父母决定了我们长不长雀斑！

雀斑的颜色（其实是雀斑中黑素的颜色）由淡褐直到深棕，决定于阳光暴晒量。阳光不仅能使之变黑，而且还能促进新黑素的形成。

使用香水应注意什么

（1）不宜将香水洒在皮肤上。洒用香水时，一般应洒在衣服、手帕上，不宜直接洒在皮肤上。否则，香水会与皮肤上的汗液起化合作用，而使其香气受到影响，也会使皮肤受到刺激而感到不适。

（2）不宜四季都用香水。最适合使用香水的时间是春夏和夏秋交替季节，此时空气清爽，人体嗅觉敏感，最能突出个性美。最不宜使用香水的时间是炎热的三伏天，此时人们常常汗流浃背，如果洒用香水，往往会产生一种难以让人接受的气味。

（3）不宜香味太浓。使用香味太浓的香水会使人产生反感，难以接受，完全失去洒用香水的意义。

（4）不宜蘸洒和滴洒香水。洒香水最好是喷洒，这样既可以节约香水，又能收到很好的效果。

（5）不宜混合洒用香水和花露水。香火和花露水虽是同族，却不能混合洒用，否则会使香气受到破坏。

（6）不宜在香水内加水。香水容易挥发，存放时间长了，很容易发生浓缩现象。这时切不可往香水里加水，而应该加无水酒精，这样可以保持香水的质量不变，否则会使香水变质，对皮肤造成损伤。

趣味点击　花　露　水

花露水是用花露油作为主体香料，配以酒精制成的一种香水类产品。花露水的主要功效在于去污、杀菌、防痱、止痒，同时，也是祛除汗臭的一种良好的夏令卫生用品。

心理健康

心理健康是指一种高效而满意的持续心理状态。从狭义上讲，心理健康是指人基本心理活动的过程、内容完整、协调一致，即认识、情感、意志、行为、人格完整和协调，能适应社会，与社会保持同步。

心理健康是学生成长的基础，是学生成才的保证，是学生成功的法宝，是学生一生享用不尽的财富。心灵可以是玻璃，也可以是水晶。每一颗年轻的心，都应该超越自我，不要像玻璃一样脆弱，而应如水晶一股明澈和坚实。

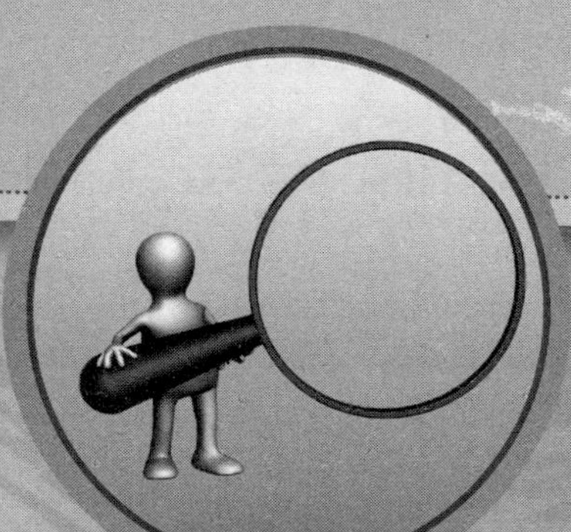

中学生心理健康的标准是什么

1989年联合国世界卫生组织对健康做了新的定义，即“健康不仅是没有疾病，而且包括躯体健康、心理健康、社会适应良好和道德健康”。由此可知，健康不仅仅是指躯体健康，还包括心理、社会适应、道德品质的相互依存、相互促进、有机结合等。当人体在这几个方面同时健全，才算得上真正的健康。一般而言，心理健康的概念是指：个体的心理活动处于正常状态下，即认知正常，情感协调，意志健全，个性完整和适应良好，能够充分发挥自身的最大潜能，以适应生活、学习、工作和社会环境的发展与变化的需要。

对中学生心理健康有如下10条标准：

（1）乐于学习、工作和生活，保持乐观积极的心理状态。

（2）善于与同学、老师和亲友保持良好的人际关系，乐于交往，尊重友谊。

（3）有正确的自我观念，能了解自我，接纳自我，能体验自我存在的价值。

（4）情绪稳定、乐观，能适度地表达和控制情绪，保持良好的心境状态。

（5）保持健全的人格。

（6）面对挫折和失败具有较强的承受力，具有正常的自我防御机制。

（7）热爱生活、热爱集体，有现实的人生目标和社会责任感。

（8）心理特点、行为方式符合年龄特征。

（9）能与现实的环境保持良好的接触与适应。

（10）有一定的安全感、自信心和自主性，而不是过强的逆反状态。

怎样才能有一个好记性

记性的好坏，是不是天生的呢？我们说，不能撇开天生，因为人的智力与遗传有关系。但是，天生的记忆只能提供一个物质基础，试想，如果没有体验和亲身经历，天资再好，记忆会产生吗？

基本小知识

记 忆

记忆是过去经验在头脑中的反映。所谓过去的经验是指过去对事物的感知，对问题的思考，对某个时间引起的情绪体验，以及进行过的动作操作。这些经验都可以以映像的形式存储在大脑中，在一定条件下，这种映像又可以从大脑中提取出来，这个过程就是记忆。

那么，为什么人的记忆有好坏之别呢？

（1）记忆的好坏，与兴趣有关。平时，我们对有趣的事物，总是兴致勃勃，专心致志，不言而喻，这时刻在脑海里的记忆“痕迹”，则最为深刻，记忆也就最为鲜明。

（2）记忆要求高度的注意力。注意力集中，在我们脑中就只有一处在兴奋，其余的脑组织则被抑制。这样，没有别的干扰可以打乱兴奋着的脑活动，所以记忆就会十分出色，印象也深刻。

（3）记忆还要讲究方法。得法的记忆，往往事半功倍。所谓得法，就是符合脑活动的客观规律。还有，不断复习可以加强记忆，这是深化在脑中记忆“痕迹”的重要方法。系统化记忆，就是将零零碎碎的记忆材料，整理成为有条有理的内容，找出这些材料的主线，从而就加强了记忆。

（4）记忆的好坏，与年龄有关。幼儿时期，死记硬背的机械记忆，以及凭听觉来记忆的本领较大，以后随着年龄的增长，理解记忆与视觉记忆逐渐占了优势。

（5）病态对记忆也产生一定的影响。经常失眠的人，记忆力会下降；神经衰弱者，终日头脑昏沉，忘性自然较大；头脑受过重伤或得过严重脑炎的人，记忆有时也会不好。

胆碱能提高记忆力，它存在于蛋黄、鱼和肉中，所以多吃这类食物，对记忆有一定的好处。

遗传对心理健康有何影响

有些心理疾病是受先天遗传因素影响的，例如智力落后、智力障碍、神经功能症和分裂症等，常常是由遗传因素决定的。研究表明，焦虑症部分决定于遗传因素。母亲患精神分裂症者，其子女患此病的可能性是常人的 9.3 倍；若父亲患此病，则其子女患此病的可能性是常人的 7.2 倍。另外，43% 的癫痫病患者同遗传有关。

性别对心理健康有何影响

据研究，女性由于感情丰富、敏感多疑，她们的功能性精神病、神经质、异常心理、心身失调症、暂时性精神失调、焦虑症、抑郁症患病率，甚至自杀的发生率都明显高于男性。当然，女性的心理不健康的比例高于男性，除了女性的生理因素以外，也与她们的社会压力有关。

性格对心理健康有何影响

研究发现，个性特征、生活事件、文化程度和年龄等因素对心理应付方式都有一定的影响。稳定和偏外向的性格特征、丰富的生活经历、较高的文化修养，有利于改善人们的心理应付方式。那种处事稳重、自制力强的人，往往不善于应付突发事件，如果连续遭受打击，就有可能出现心理疾病；而那种攻击、好斗、容易激动的人却往往能机智灵活地应付突发事件，能够保持心理上的平衡而不失常。

广角镜

心理偏差与心理失调的关系

心理偏差属于正常人或多或少都可能有的轻度的心理失调。心理障碍则属于精神病人才具有的严重的心理失调。例如，某人有严重的精神疾病，其心理障碍也是显而易见的。心理偏差和心理障碍两者在性质上有区别，又在程度上有区别。在一定的条件下，两者又可以相互转化，心理偏差可以发展成为心理障碍，心理障碍经过治疗，也可转化为心理偏差。

如何克服抑郁症

在青春期，人的神经系统非常脆弱，经不起打击和挫折，生活中的任何比较强烈的打击，都能使他们的神经系统遭受伤害，导致各种精神疾病。抑郁症就是其中较常见的一种。

成年人常常把青少年的抑郁症看成简单的情绪差，过两天就会好，结果耽误了治疗。其实抑郁症和“情绪不好”是有本质差别的。这种差别在于情绪不好是神经系统的一种保护性反应，是在正常地发挥功能，它和人的兴趣、需要、气质、性格等个性特点有着密切关系，起着互相调节的作用。抑郁症则不然，患抑郁症的人神经系统正常的兴奋和抑制过程发生了障碍，该兴奋时不能兴奋，如听不进课，看不进书，吃不下饭；该抑制时不能抑制，如睡不着觉，忘记不了烦恼的事等。这就像一部机器不能再正常运转，必须检修一样。

青少年患抑郁症与家长有很大的关系，约40%的家长根本没发觉孩子情绪有什么明显变化；约35%的家长发现孩子有些情绪异常，但认为只不过是转变年龄的正常现象；25%的家长带孩子看病时拒绝挂精神病科的号，不承认孩子得的是精神病。可见，从家长方面来说，要注意预防孩子患抑郁症：（1）以自身行为为子女树立榜样；（2）适当了解一些青春期生理、心理发展的知识；（3）以关心、谅解、疏导的态度教育子女，切忌压服、侮辱、讽刺、体罚。

青少年患抑郁症还有其内在的原因，弱神经型的人，抑郁质的气质，都往往缺乏对外界刺激的抵抗力。对这样的青少年应更加小心，避免强刺激。

社会不良影响也是导致青少年患抑郁症的原因之一。如黄色录像带、地摊小报以及社会上流氓团伙的引诱和教唆、学习上的困难以及失恋等，都会给青少年以强烈刺激，造成神经系统功能失调。因此，对青少年的学习、生活、交友、读书，家长绝不应该持不闻不问的态度。

如何防治神经衰弱

神经衰弱是一种常见的神经病症，患者常感脑力和体力不足，容易疲劳，工作效率低下，常有头痛等躯体不适感和睡眠障碍，但无器质性病变存在。一般不需要打针吃药，要学会调整自己。

（1）要学会正确面对生活和学习，要学会乐观的人生态度。人的一生中，总是在不断地面对各种各样的新事物、新知识，总要在不断的学习中前进。小时候要学习说话，以便和人交流；长大了要学习语文、数学、外语、天文、地理等知识，以便认识社会；工作以后要学习各种专业知识，以便更好地贡献社会、体现人生价值。这就是生活，我们每个人都在学习中体会着人生的乐趣，所以，不要把学习当成负担。

（2）加强体育锻炼，合理安排作息时间。体育锻炼可以很好地缓解脑力疲劳，增强自己的身体素质，同时也能培养自己勇敢、果断、豁达的性格。所以，积极参加文体活动，可以有效地调节大脑皮层的功能，帮助恢复平衡状态，对治疗神经衰弱有很好的效果。另外，根据自己的身体素质和环境状况，合理安排作息时间，不要过分地熬夜，不要透支自己的脑细胞，要学会劳逸结合。

青少年为什么多有逆反心理

逆反是一种颇为复杂的心理现象，它的产生有内在和外部的因素。（1）这是由人类强烈的探索欲造成的。尤其是青春期，有着迫切求知的冲动，越是神秘的东西越是好奇。人们对“内部消息”的兴趣远远超过已经公开了的事情。（2）逆反心理是青少年自我意识、独立意识增强的一种表现。他们对事物的评价能力开始成熟，不再按照父母、老师、社会宣传的标准来看待事物。为了显示自己的独立性，常常怀疑父母的话，固执地要用自己的感官和大脑去得出自己的结论。（3）逆反心理还与某些外部因素有关。如果接受社会上的某些过头、片面、虚假的宣传，久而久之便会诱发人们对事物负面的注意。

如何培养良好的考试心理素质

（1）平时学习要注意下功夫，尽量使复习完备，不留漏洞，使自己能胸有成竹，上考场自然心安。

（2）平时要注意加强心理素质的训练。考生的心理素质与本身的品格修养关系极为密切，坦然地面对生活，将崇高的追求与平凡的生活态度相结合，是获得良好心理素质的根本。

（3）增强自信心。自信心是取得考试成功的重要因素，能使人乐观勇敢地面对种种困难和危机，调动自身各个方面的积极力量去实现预期目标。①相信自己已掌握所学课程，可以在考试上出色发挥；②分数并不完全说明实力的强弱，有偶然因素存在，对考试中发生的一切要泰然处之；③要用积极的言语进行自我心理暗示，如在考试前对自己说“我能行”、“我一定能成功”、“我还有很大潜力”等，这些心理暗示语有助于自信心的建立。

（4）提高心理适应能力。青少年朋友应有意识地参加一些带有心理压力的竞技竞赛活动，如演讲比赛、讲故事比赛、小组讨论发言、表演及文娱节目等，这样有助于锻炼心理素质，提高对高压环境的心理适应能力。

（5）放松心情。考前如果感到精神紧张，身心疲惫，就应运用一些心理放松的方法来缓解。

如何面对挫折

（1）遇到挫折时应冷静分析，从主观、客观、目标、环境、条件等方面找出受挫的原因，采取有效的补救措施。

（2）要善于认识前进的目标，并在前进中及时调整目标。要注意发挥自己的优势，并确立适合自己的奋斗目标，全身心地投入工作中。如果在实施过程中，发现目标不切实际，前进受阻，则需及时调整目标，以便继续前进。

（3）应善于化压力为动力。其实，适当的刺激和压力能够有效地调动机体的积极因素。“自古雄才多磨难，从来纨绔少伟男”，人们最出色的工作业绩往往是在挫折、逆境中做出的。

（4）要有一个辩证的挫折观，经常保持自信和乐观的态度。挫折和教训使我们变得聪明和成熟，正是失败本身才最终造就了成功。我们要悦纳自己和他人、他事，要能容忍挫折，学会自我宽慰，心怀坦荡、情绪乐观、发愤图强、满怀信心地去争取成功。

如何摆脱孤独

如今，我国的青少年绝大多数是独生子女，他们在家里没有同层次、同辈分的交往伙伴，如果在学校里也没有朋友，那么就没有机会参与群体活动。长期生活在自我封闭的环境里，由于没有机会向外释放身心成长中的能量和情感，也没有机会接受外来的冲击和考验，自然就会变得孤僻和不合群。于是，有的孩子就只好以电视机和游戏机为亲密伙伴，甚至以小猫小狗为其感情和语言交流对象。这种办法为他们日后的人际交往埋下了隐患。而他们在这种不正常的环境中，会逐渐变得郁郁寡欢，失去青少年应有的热情与朝气。

青少年自身要改变这种现状，应做到以下几点：

（1）走出自我的小天地，走出封闭的世界。敞开心怀，就会发现生活的空间同样是一个温暖的世界。在交往中感受爱的信息，在相助中体味他人的暖流，学会主动关心和帮助同学。班集体是由几十个同学组成的“家”，朝夕相处的男女同学就是自己的兄弟姐妹。在这个“家”里，如果谁有困难，大家都伸出热情援助之手，那么，这就是一个充满温馨和融洽气氛的集体。如果你经常这样做，当你有困难时，他们也会投桃报李，向你伸出援助之手。此时，你定会领悟到“帮助别人，原来就是帮助自己”。

（2）客观对待自己，正确认识自己。曲高和寡，如果总认为自己比别人强，高人一等，就永远摆脱不掉孤独的困扰；如果总认为自己不如别人，觉得自己这也不行，那也不好，终日独处，同样也会变成孤家寡人。要学会交往，学会沟通，不要怕自己的不足曝光，因为你时刻可以改变自己。

如何建立自信心

自信心需要通过培养才能建立起来，下面介绍几种建立自信心的方法：

（1）每月完成三个目标。你可以在每个月的月初，给自己定下这个月内要完成的三个目标，然后逐个完成。对于每一个目标都要按照它的工作特性，具体分成几个步骤，先从第一个步骤开始。当完成第一个目标后，就立即奖赏自己。然后再进行第二个、第三个目标，每个目标完成后都给自己一点鼓励。这样重复的实践，使你看到了自己的力量，鼓励就会变得越来越不重要，而你就在完成具体的目标中，建立起了自信心。

（2）用正面反击负面。这可以用两种方法：①用一张纸，把自己的缺点或使自己害羞的原因列在左边；在纸的右边，把你每一个缺点的反面，也就是可能的优点写出来。例如，左边写着：我的同学当中没有一个人喜欢我。右边则写：真正了解我的人都应该喜欢我。然后从左边逐渐往右边想，你的观点渐渐就会从消极转向积极。②把你的优缺点用卡片一条条地写下来，然后把它们分成正、中、负三面，当你读到缺点负面时，就把它撕毁、烧掉，中性的保留，正面的堆积起来。如此，你会发觉你的优点比缺点多，这是使你从悲观转向乐观的方法，通过这种转向来建立你的自信心。

（3）寻找角色楷模。找一位你最敬佩的人做楷模，看看他有什么优点你也有，他有什么缺点你却没有，或恰恰是你的优点，这样对比之后你就会发现自己也有强人之处，从而提高自信心。

如何克服嫉妒心

（1）要有广阔的胸怀。能容纳别人的长处，不能因为自己有所短而害怕别人超过自己，你的成绩也不应该成为别人进步的障碍。对同学的成绩或进步都要抱欢迎的态度。这种良好的心态，是一个人健康人格的反映。

（2）发扬优点，积极进取。要正确对待比自己强的人，克服嫉妒心，多看对方的长处，学习对方的长处，克服自己的短处，以求进取，这样才能使自己不断进步，虽不至于什么都比别人强，但总不会什么都比别人差。

（3）不要用放大镜看自己。如果只看自己的优点，而且看得过重，就接受不了别人挑战的事实，更不能容忍别人超前的优势。在任何时候，把自己看得平常些，就不那么孤高自傲了。把自己当成金子，常有被埋没的痛苦；而把自己当成铺路石，就会为有人踏过而欣喜。

（4）克服自我中心主义。嫉妒，说到底是极端自私的表现。消除了以自我为中心的人生观，就能彻底割掉嫉妒的毒瘤。

（5）善于剖析自己，反省自己。在认识嫉妒危害的基础上经常剖析自己，反省自己，约束自己的心理和行为，使自己成为心理健康的人。

（6）充实自己的生活。培根说："嫉妒是一种四处游荡的欲望，能享有它的只能是闲人。"如果我们工作、学习的节奏很紧张，生活过得很充实，就不会让精力被妒火烧毁。

让我们牢牢记住"铁生锈则坏，人生妒则败"的道理，把嫉妒从生活的词典里驱赶出去。

基本小知识

培　根

弗朗西斯·培根（1561—1626），英国文艺复兴时期最重要的散文家、哲学家。他不但在文学、哲学上多有建树，在自然科学领域里也取得了重大成就。

如何缓解紧张情绪

（1）多回味以往学习和生活中获得成功的情景和体验，使自己保持一种轻松愉快的心情。

（2）静静地幻想自己来到一个风景秀丽的地方，微风拂面，鸟语花香，慢慢地将心情放松下来。

（3）换一个环境，找一个安静的地方放松心情。

（4）听听音乐，唱唱歌，跳跳舞，看看电视，调节情绪，缓解紧张的心情。

（5）参加适当的劳动或休息锻炼，既可转移大脑的兴奋点，消除大脑疲劳，又可以通过增强肌肉的紧张感来化解心里的紧张感。

迷恋网络有什么危害

网络信息传播的任意性容易弱化青少年的道德意识。由于信息传播的任意性，形形色色的思潮、观念也充斥其间，对于自我监控能力不强、极富好奇心的青少年具有强烈的诱惑力，导致道德意识的模糊或完全丧失。同时互联网上信息接收和传播的隐蔽性，使青少年在网络上极易放纵自己的行为，完全按照自己的意愿行事，忘却了社会责任。部分人并不认为“网上聊天时说谎是不道德的”，认为“在网上做什么都可以毫无顾忌”等，使得他们对自我行为的约束力大大减弱，网上不良行为逐渐增多。

网络的诱惑性造成青少年“网络上瘾”、“网络孤独”等症状。网络到处都是新鲜的事物，而且在不断地增加。因此对易于接受新鲜事物的青少年有着无限的吸引力，这种吸引往往会导致他们对网络的极度迷恋。他们将网络世界当作现实生活，因而脱离家庭和群体，沉迷在虚拟世界，与周围人没有共同语言，从而表现出孤独彷徨、情绪消沉、思维迟钝、自我评价降低等症状，严重的甚至有自杀意念和行为。医学上把这种症状叫作“互联网成瘾综合征”，简称 IAD。网络犹如神奇的利剑，深深刺入青少年的心灵却不被他们察觉。它的危险性正在于此。

认知误区

人们常说，不知者不为过，但对于不懂得维护自己身体健康而言的人就是犯错！人们对健康的关注越少，失去健康的可能性就越大。疾病起因于无知，健康得益于觉悟。人们应始终铭记：健康才是人生最宝贵的资产，关爱健康更是人们付出最小却回报最大的最智慧的投资。对于怎样才能拥有健康，人们存在着大量的认知误区和错觉——那些你知道却不懂得的，那些你懂得却做错的，那些你做错却不知错在哪里的，那些你看似正确却谬之千里的……人们如此渴望健康，而行动却常因错误的知识而与追求健康的初衷背道而驰。为此，本章将带你从根深蒂固的错误健康观中走出，将习以为常的错误习惯“拨乱反正”，在鱼龙混杂的健康知识里去粗取精，从而使你走上一条更为正确、直接、易行的健康之路。

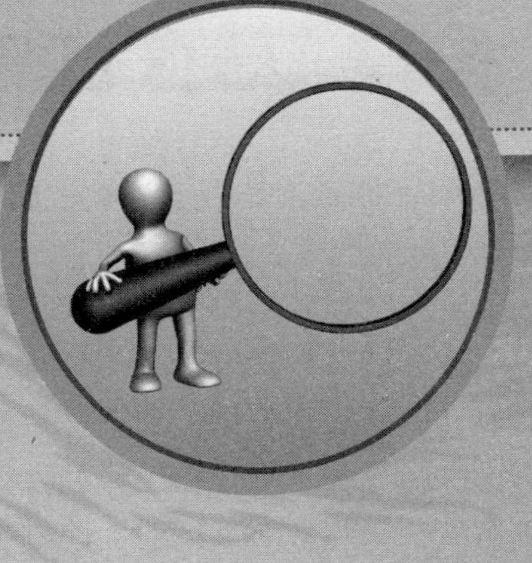

发烧就要用退烧药吗

人的体温基本上是恒定的，保持在37℃左右。万一体温超出了正常范围，这就是“发烧”。过去许多人认为发烧是件坏事，因为发烧时人会感到很难受，还经常伴有心跳及呼吸加快、食欲减退和头痛等症状。

近年来医学家认为，发烧并不是一件坏事。首先，这是因为发烧是疾病的信号，有利于医生诊断疾病。现在有些人稍有发烧，便不分青红皂白地用退烧药退烧，这么一来，疾病的症状会暂时得到缓解，但往往会把真实的病情掩盖起来，结果耽误了治疗的时机。

其次，发烧是人体对病菌入侵的一种生理性防卫反应，对机体有保护作用。体温升高的时候，人体内各种酶的活动能力增强了，新陈代谢变得旺盛起来，肝脏的解毒功能也大为增强。同时，人体血液中的天然防线——白细胞也会大量增加。它们把病菌团团围住，使之陷入四面楚歌的境地。经过一番决战，白细胞往往“得胜回朝”，而病菌则“全军覆灭”。这时，人的体温会恢复正常，人体也恢复了健康。

发烧会唤醒人体的免疫系统，使人体对某种疾病产生抵抗力。有的时候，人们发现癌症病人被病菌感染后，等到病菌引起的疾病痊愈了，癌症也得到了某种程度的缓解，这是发热将免疫系统激发后的结果。

当然，发高烧和长期发烧，对人体还是不利的。因为这样会干扰人体的各种生理功能，所以有必要进行退热处理。

咳嗽就要用止咳药吗

许多疾病都会引起咳嗽，那么，是否一咳嗽就要用止咳药呢？不一定。有时用药不当，反而会越吃药越咳嗽。

一般来说，止咳药都带有一点麻醉作用，用麻痹喉部神经来使咳嗽暂时得到抑制。但是，由于痰液仍然蓄积在气管和支气管内，因而不但治不好咳嗽，还会导致咳嗽反复发作。痰液是气管、支气管黏膜细胞分泌的黏液，能黏住各种病菌及死亡的白细胞等，支气管和气管黏膜上还有一层纤毛，它们的不停摆动才使痰液到达喉头，刺激咽喉反射性地咳嗽，最后把这包含病菌的黏液排出体外。因而只要不是不易咳出的黄稠的痰液，一般的伤风感冒、支气管炎引起的咳嗽最好不要用止咳药，倒是立即对症下药，消灭病菌和病毒更要紧。

当然，如剧烈的咳嗽已经到了无法入睡和影响生活时，或者痰液过于浓稠，不易咳出时，可在医生指导下服用止咳化痰的中西药。

知识小链接

支气管炎

支气管炎是指气管、支气管黏膜及其周围组织的慢性非特异性炎症。临床上以长期咳嗽、咳痰或伴有喘息及反复发作为特征。

血型相同一定能输血吗

输血在医学上是一种重要的治疗方法。创伤后失血、出血性疾病、白血病，以及某些慢性疾病引起的贫血等都需要输血。临床上还常根据患者病情进行成分输血（即将血液分离成各种成分，如白细胞、血小板、红细胞等，然后将某一成分输给病人）。但无论哪种输血都要预先配型。配型就是检验献血者与受血者的血型是否适合，通常看献血者的红细胞与受血者的血清之间是否会发生凝集反应。如果不引起凝集就可以输血，否则就不能输血。

那么，什么是血型呢？血型就是根据红细胞含凝集原及血清中含凝集素的类型将血液分型，临床上应用最广的是 ABO 血型系统。

一般来讲，理论上同型血液可以相互输用。但在临床上，输血之前配血主要是看献血者的红细胞与受血者的血清之间是否会发生凝集反应。这是因为献血者的血浆虽然有可能含有与受血者红细胞凝集原相对抗的凝集素，但当献血者的血液输入受血者体内时，这些凝集素便进入受血者的血循环并很快被稀释而不致造成不良后果。因此，在紧急情况下，一些不同血型的人之间经过检验配型后也可以输血，但输血量不可过多，而且输血速度要慢。

尽管在临床上一般采取相同 ABO 血型之间的输血，但并不是所有 ABO 血型相同的人之间都可以相互输血。这是因为人类的血型系统是由基因决定的，它不但种类多，而且很复杂。例如，Rh 血型系统就是与 ABO 系统完全不同的一个系统。我国绝大多数人为 Rh 阳性，只有大约 1% 的人为 Rh 阴性。Rh 阴性的人在第一次接受 Rh 阳性的血后，并不发生凝集反应，但体内却产生了抗体。以后再接受 Rh 阳性血后就会发生凝集反应，出现生命危险。另外即使在 ABO 血型系统中也存在许多亚型，如 A 型血又分为 A_1 亚型及 A_2 亚型，AB 型又有 A_1B 及 A_2B 两个亚型，而临床上检验血型并不包括亚型，这就可能出现受血者与献血者的血型的亚型不同，如果不进行输血前的配型，在输血时就很可能出现不良反应，造成危害。因此，在实际工作中，不管献血者与受血者血型是否相同，输血前都必须进行交叉配血。只有当献血者红细胞与受血者血型不发生凝集反应时才可以进行输血。

贫血就是血少了吗

血液是由血浆及血细胞组成。血细胞又包括红细胞、白细胞和血小板。贫血并不是指血液减少，而是指单位容积的血液内的红细胞数量过少，或者红细胞中血红蛋白含量低于正常。

基本小知识

血 细 胞

血细胞是存在于血液中的细胞，能随血液的流动遍及全身。

红细胞同白细胞、血小板一样是在骨髓中产生的，经过不同的发育阶段，最后释放到外周血液中发挥作用。红细胞的生长和许多细胞一样需要一些营养物质，如蛋白质、脂类及维生素等，其中特别需要铁元素、叶酸和维生素 B_{12}，所以当这些物质缺乏时就会造成红细胞生成减少，出现贫血。因此，饮食时要注意各种营养搭配，切勿偏食。一般来讲，发酵的豆制品如酱豆腐、酱油等食物中含维生素 B_{12}。叶酸在绿叶菜中含量丰富。动物肝脏含铁量较高，同时还含有叶酸及维生素 B_{12} 等营养物质。

骨髓中含有许多细胞，这些细胞可以不断产生和分化出一种或多种血细胞，当服用某些药物、接触一些化学物品或受到电离辐射，都可能使这些细胞受到损伤而影响它们产生血细胞的能力，出现贫血或白细胞、血小板减少。

在日常生活及工作中要尽量保护自己，定期做检查。

红细胞在骨髓的发育过程中除了需要营养物质外，还需要一个正常的“微环境”。许多疾病，特别是一些慢性病很可能会破坏“微环境”，造成红细胞生长不良，表现出贫血。

贫血还有一种常见的原因是红细胞在外周血液中过早地破坏，也就是常说的“溶血”。

献血会损伤元气吗

正常人血液总量为体重的7%～8%，即每千克体重有70～80毫升血液。安静状态下，大部分血液都在心血管中流动，这是循环血量。另外一部分血在肝脏、肺、腹腔静脉及皮下静脉丛等处缓慢流动，这部分血称为贮存血量，肝、肺等器官就叫贮血库。人的血量是相对恒定的，这种相对稳定性对人体有重要意义，它可以维持正常血压，保证人体正常活动。

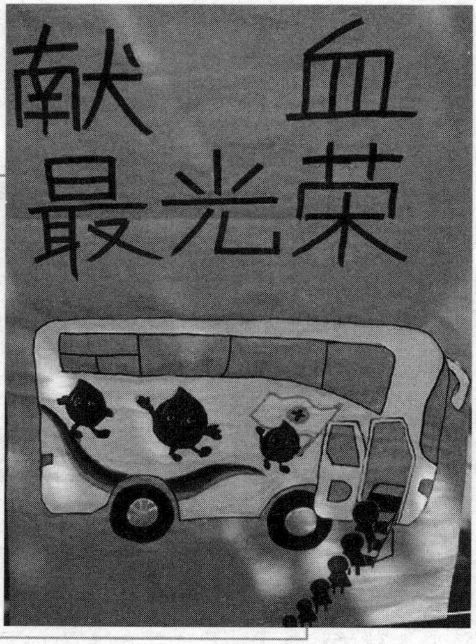

失血对人体的影响与失血的量和速度有关。如果失血量小于总血量的10%时，机体将通过我们称之为“代偿反应”的变化来维持血压恒定，保证机体正常活动。机体失血后，首先会出现心脏活动加强，部分血管收缩，随后贮血库也“挤”出自己的一部分血来增加循环量。血浆内的水及电解质在失血后的1～2小时内由组织液渗入血管而得到补充，同时肝脏会加强蛋白质合成，在1天左右，血浆内蛋白质的量就可以恢复了。但是如果失血量超过20%时，机体的这些代偿机能就不能维持正常血压了，如果失血量超过30%就可能危及生命。

根据这些道理规定健康人一次献血200毫升，这远未达到10%，不会对我们的身体造成不良影响。

当然，有的人献血中可能出现头晕、心慌等不适感觉，这一方面与精神紧张有关，另一方面可能因献血前不能进食而出现了轻微低血糖反应。这些都不要紧，只要安静地休息一会儿，喝些饮料，吃些东西，这些不适反应很快就会消失。献血后也应该适当加强营养，以利机体迅速恢复。

维生素是多多益善吗

维生素是人体内必不可少的营养成分，除了少数在肠道中由细菌合成外，大部分都是人体自身所不能合成的，因而必须由饮食中摄取。那么，维生素有什么用呢？

维生素在人体内一般需要量很少，但对人体的生理活动很重要。它参与了人体内的各种新陈代谢过程，促进蛋白质、糖类、脂类的合成和利用，许多维生素还是多种酶的重要辅助成分。因此，一旦体内维生素不足，就会引起体内代谢的紊乱，出现各种症状，如多发性神经炎、眼球干燥、皮下出血、毛囊角质化等等。而一旦出现这些症状，再靠正常饮食中的维生素已无法调节了，必须较大剂量长时间地服用药物才能恢复。所以维生素对人体来说相当重要，平时的饮食中要注意食物的调配，避免发生维生素缺乏症。

但是，有一点要注意，维生素并不是越多越好，有些维生素如维生素 A、维生素 D 等，摄入过多则会蓄积体内产生中毒的症状。一般的维生素每人每天的需要量在几十微克到几十毫克。所以，对维生素的摄取，既要防止不足，也要防止过量。

多吃酱油会使皮肤变黑吗

有些人认为，多吃酱油会引起色素沉着，使皮肤发黑。因而，一些人便不敢多吃酱油，甚至忌食酱油了。

人体的肤色主要是由黑色素的数量和分布位置决定的。黑色素广泛分布于动、植物和人体中。黑种人皮肤内的黑色素很多，从基底层到浅表层几乎比比皆是。黄种人皮肤中的黑色素主要在基底层。白种人的黑色素数量更少。在人体中，黑色素是由一种黑色素细胞合成和分泌的，世界上不同肤色的人，皮肤中黑色素细胞的数量都大致相同。因而，肤色不同的根本原因是黑色素细胞活跃的差异，也就是每个黑色素细胞产生的黑色素数量的多少。

黑色素是由一种无色的氨基酸——酪氨酸，在一种酪氨酸酶的催化作用下逐渐形成的。哪个地方酪氨酸酶显得特别活跃，那里的皮肤颜色就会变深。相反，一个地方酪氨酸酶的活动受到了抑制，那么这里的皮肤颜色就会变浅。

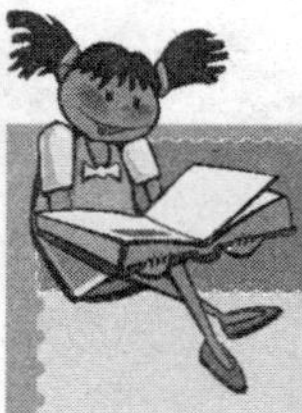

拓展阅读

酪氨酸酶

酪氨酸酶是黑色素合成的关键酶，可能是白癜风自身免疫的重要抗原。最近发现部分白癜风患者血清中有酪氨酸酶抗体，且与白癜风临床类型和分期密切相关。提示自身免疫性白癜风发病机制与酪氨酸酶抗体水平有关，为其免疫治疗提供依据。酪氨酸酶抗体可以作为白癜风活动性的一个指标。

黑色素的形成，是一个十分复杂的过程。人体中的有些物质对酪氨酸酶有抑制作用，可是阳光中的紫外线却能使酪氨酸酶变得活跃，从而增加了皮肤中黑色素的数量。多晒太阳会使皮肤发黑，就是这个原因。此外，慢性营养不良也会加快黑色素的生成，使皮肤发黑。缺乏维生素 A 时，同样会引起色素沉着。

明白了这些道理以后，让我们再来看看酱油，酱油是用大豆和面粉等通过发酵制成的。这是一种有营养价值的调味品，其中含有蛋白质、氨基酸、糖类、有机酸和盐，以及少量的磷、钙、铁等，这些化学成分不会引起黑色素增多。由此可见，多吃酱油与皮肤的黑白没什么关系。

脑袋大的人就聪明吗

人类之所以被称为“万物之灵”，灵就灵在有一个发达的大脑袋。在动物世界中，类人猿的智力名列前茅，但它们的脑重也远远不及人类。黑猩猩的脑重为 420 克，大猩猩接近 500 克，猿人的脑重与人稍微接近些，但仍有一定差距。现代人脑子的平均重量为 1450 克，北京猿人为 1075 克，蓝田猿人只有 850 克。在人类社会中，刚生下来的婴儿，脑重只有 390 克左右，随着渐渐长大成人，脑子开始变重、变大，智力也得到了高度发展；到了老年，脑子的重量减少了，智力水平也随之而下降。这些似乎都证明脑袋大聪明。

然而，实际上脑袋大并不一定聪明。例如，脑袋小的老鼠，比脑袋稍大一些的兔子记忆力强。在脑子重量上，人也不是首屈一指的。鲸的脑子有7000克重，象的脑子有5000克重，都比人脑重好几倍，而它们的智力却远不如人类。为此，前苏联人类学家用一个指数：“脑重×脑重/体重”，来表示脑的发达程度，指数越大，脑越发达。结果，老鼠为0.19，类人猿为7.35，人是32.0。

俄国作家屠格涅夫的脑子重量有2012克。可是有些名人的脑子却并不重，德国大数学家高斯脑重1492克，意大利诗人但丁脑重1420克，与一般人差不多，但他们的智力水平都超出了普通人。爱因斯坦是近代最伟大的科学家之一，当他去世以后，美国科学家对他的大脑进行了研究，发现与普通人并没有什么不同。有些名人的脑子更小，如法国著名小说家法朗士的脑重只有1017克，德国化学家本森的脑重也不过1259克，但并不影响他们在艺术和科学上发挥自己的聪明才智。科学家曾做过研究，一个健康的成年人，男性脑重不低于1000克，女性不低于900克，就不会影响智力的发展。

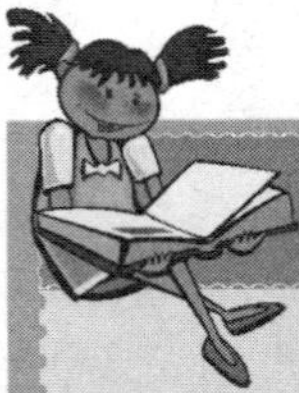

拓展思考

屠格涅夫

伊凡·谢尔盖耶维奇·屠格涅夫是19世纪俄国有世界声誉的现实主义艺术大师，他的小说不仅迅速及时地反映了当时的俄国社会现实，而且善于通过生动的情节和恰当的言语、行动，通过对大自然情境交融的描述，塑造出许多栩栩如生的人物形象。他的语言简洁、朴实、精确、优美，为俄罗斯语言的规范化做出了重要贡献。

事实上，人的大脑中有许多沟回增加了大脑皮层的面积，增加了大脑皮层的细胞数量。所以，脑袋小不一定大脑细胞少，脑袋大也不一定大脑细胞多，更何况人的聪明才智，在很大程度上取决于他所受到的教育和训练。

用头顶球容易得脑震荡吗

在足球比赛中，时常会见到运动员用头顶球来射门的精彩镜头。人们不禁要问：面对力量大、球速快的足球，人用头去顶球会不会造成脑震荡呢？应该说，这种可怕的后果几乎不会发生。

这是因为大脑的外面有一层坚硬的颅盖骨，它由顶骨、额骨、颞骨和枕骨构成，与颅底骨一起组成头颅。用头顶球一般都是用前额部，而前额部的额骨是颅盖骨中最坚硬、最厚实的一块，能经受住很大的冲击力量。

还有，比赛用的足球都是用熟皮一块一块按一定规格拼制而成的，内有充气的球胆，因此具有一定的缓冲作用。

除此以外，当运动员有意识地用头顶足球时，全身骨骼和肌肉处于一种高度紧张状态，尤其是头和颈部肌肉保持着一定的紧张性和协调性，这样也能起到一定的缓冲作用。

由此可见，从人的头颅骨构造和运动生理来说，当一个力量大、速度快的足球从远处飞速而来，人体高高跃起用前额主动去顶球是不会造成脑震荡的。

但需要指出的是，当一个人在毫无警觉的状态下，远处飞速而来的足球直接作用于头部，由于身体的肌肉来不及为缓冲进行协调，就有可能造成大脑剧烈的震荡，严重的还会使大脑组织受到伤害，导致灾难性的后果。

举重会把人压矮吗

练举重能使肌肉发达，身体健壮，力量增强。但有这样一种说法："举重会把人压矮！"练举重是否真会把人压矮呢？

人们可能是看到很多著名举重运动员的个子都不高，因而得出这样的结论：是因为练举重把人压矮的。

这种只依靠观察得出的结论，显然是不对的。人体内有坚固的骨骼支撑着。练习举重是由轻到重，根据年龄和发育情况进行的。那么在锻炼过程中，骨骼只会变得更加坚固结实，运动医学还没有发现从事这项运动会妨碍骨骼的发育。因此，认为举重会把人压矮是没有科学根据的。

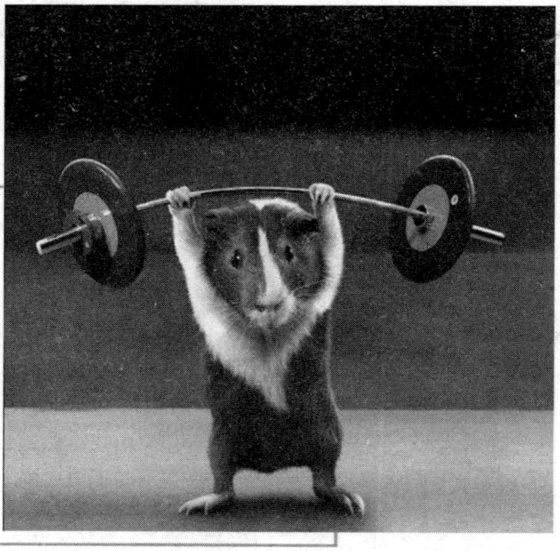

举重是一种力量性练习，决定一个人力量大小的因素很多，其中很重要的一个因素，就是肌肉发达的程度如何，肌肉越发达，则举起的重量就越大。另外，从做功距离来看，人矮所举的距离比人高所举的距离要短，所以就省力些。举重运动是按体重分级别进行比赛的。这样，同一体重，身体较矮而肌肉发达，就比身材较高、肌肉不发达的人更容易获得好成绩。所以较轻级别的运动员，不少人本来身材就比较矮，并不是练举重后才把他们压矮的。事实上，有许多优秀的运动员多年从事举重练习，而身高的增长并未受到任何影响。

的确，有些举重运动员在来练举重之前，由于身体比较消瘦，所以外观上显得较高。可是，当他们练了一个时期的举重之后，由于肌肉发达，肩宽了，身体壮实了，因而就不显高了。如果测量一下身高，就能证明他们并没有比练习举重前矮。

举重运动不但不会把身体压矮，反而会促使身体更好、更全面地发展。

滥用抗生素有什么危害

回顾中外医学发展的历史，有过许许多多的教训和失误，其中过分依赖抗生素、滥用抗生素，就是人类医学史上最大的失误之一。

早年，抗生素的发现使人类受益匪浅，它使可怕的产褥热不再成为产妇的杀手，使吞噬千百万人生命的鼠疫、伤寒、霍乱等烈性传染病得到了有效控制，使外科手术不再因为感染而失败。然而，随着抗生素种类的增多、使用历史的延长，滥用的现象日益普遍，同时也带来了许多意想不到的后果。

抗生素可分为许多种类型，每一种类型都具有独自的抗菌范围。简单地说，某一种抗生素对某种细菌有杀灭或抑制作用，但对另外的细菌则没有作用。如果抗生素选择错误或者一种抗生素使用时间过长，就会造成不良后果。轻者对疾病没有治疗作用，严重的将会延误病情，甚至引起许多不良反应。

滥用抗生素使越来越多的细菌产生耐药性，一些原来很有效的抗生素渐渐失去了效力。为此，人们不得不绞尽脑汁，去研究发现对付耐药菌的新的抗生素。令人头痛的是，新抗生素的发现速度还赶不上细菌产生耐药性的速度，而且耐药细菌的毒力也越来越强，越来越难以对付。为了对付细菌的耐药性，医生不得不同时使用多种抗生素，但这样一来，联用抗生素在杀死有害细菌的同时，一些脆弱的有益细菌也会被“置于死地”，导致菌群失调，降低人体的抗病能力。

还有，抗生素在治疗疾病的同时，或多或少带有某些副作用，如果对它们的副作用不了解而滥用的话，后果将不堪设想。比如有的抗生素会影响听力，甚至发生耳聋；有的抗生素对肾脏有损害，如用于患有肾病的病人身上，会加重病情；有的抗生素会引起过敏，使用前一定要做皮试；等等。因而在选择时千万要慎重。

青少年必知的医学知识

综合问答

QINGSHAONIAN BIZHI DE
YIXUE ZHISHI

在我们的身边，常常有很多的医学知识，看上去很简单，实际上却是很复杂。比如大脑是怎样传递信息的？为什么我们不能永葆青春？眼球为什么不怕冷？人体是否有再生能力？等等。在我们的心里或许对这些有着十万千万个问号。本章就带领你一起进入医学世界中的综合问答，让你在这个医学的殿堂中学到更多的知识！

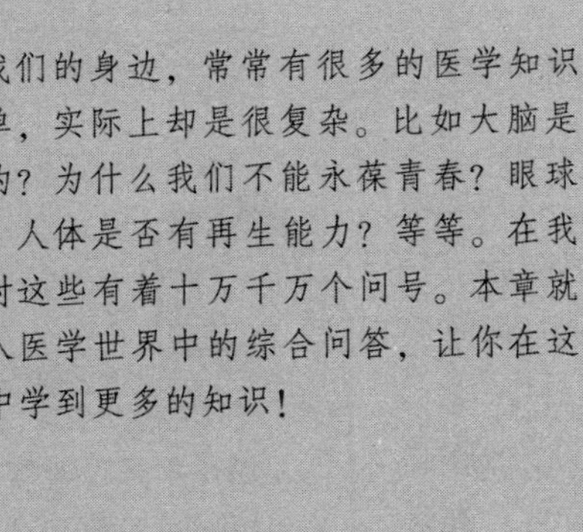

大脑怎样传递信息

在一瞬间，大脑就可以得到信号，对信号进行加工，然后再反馈给身体各部分使之产生活动。

脊髓顶端的延髓控制着指挥某些肌肉和腺体活动的神经。延髓使你的心脏跳动、肺吸入空气和胃消化食物。

小脑控制人体的运动和平衡。大脑主管思维、学习、记忆、决策和意识。它控制人体的视觉、听觉、嗅觉、味觉和触觉。情感活动集中在大脑。

科学家仍然不明白脑子是如何工作的。但他们已经搞清，通过神经系统进出人脑的信息是一种弱的电荷流。

神经由神经细胞组成。一个神经细胞包括一个中心细胞体及其向外伸出的许多线状突起。信息就是通过这些线状突起在细胞间传递的。

人体内几十亿个神经细胞构成了通向脊髓的巨大网络，在途中，人体内各处的神经集结成束。在脊髓腔中，神经组成一个粗缆直通向脑子。神经缆中的一组神经专管把信息从感官传给脑。另外一组神经则将信息从脑传给肌肉和腺体。脑对信号进行整理并加以正确的联系。

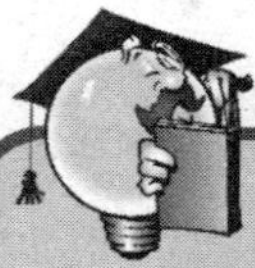

广角镜

电荷流的分离方法

利用细胞表面的电荷不同，在电场力的作用下有不同的迁移速度而达到分离细胞目的的方法。是近年来发展起来的一种较新的方法，可以区分不同的细胞类型，而且分离迅速，被分离的细胞有活性，分离过程不需要抗体。

人为什么不能永葆青春

人为什么不能永葆青春，而会衰老呢？这是全世界的医学家都在探索着的问题。从古到今，这个问题吸引着千千万万的人去寻找延年益寿的灵丹妙药，就是在科学发展的今天，衰老仍然是个谜。尽管如此，科学家们已经发现了一些重要线索，为人类揭开衰老之谜打下了基础。

新陈代谢是生命活动最基本的特征。人们很早就认识到，衰老与新陈代谢有着密切的关系。生活在寒冷地区的人，其平均寿命远远高于生活在热带的人，因为在寒冷的情况下，人体的新陈代谢率大大降低。有人发现章鱼的眼后有一对腺体，摘除这对腺体，章鱼的寿命可以明显延长。因此有人提出人体是否也有这种腺体，它的分泌能促进人的衰老。从这种角度上说，甲状腺是一个值得注意的腺体，因为甲状腺分泌的甲状腺素促进人体的新陈代谢，而甲状腺在人的衰老中究竟起什么作用，这是科学家们研究的问题。

衰老有着明显的遗传倾向，这是科学家注意到的另一个问题。世界上的长寿人都有显著的家族倾向。因此有人提出，衰老可能是受基因控制的，遗传的特性可能决定着衰老速度。一般说来，世界上女性的平均寿命都较男性长，这可能就与女性有两个 X 染色体，而男性只有一个有关。

知识小链接

X 染色体

X 染色体是 XY 型性别决定生物染色体组中的一种特殊的性染色体。雌体有相同的性染色体时，此性染色体称为 X 染色体。在性别决定上，XX 为雌，XY（或 XO）为雄。

衰老还与生活环境与饮食习惯等有密切的关系。人体的细胞成分始终处在不断更新的状态，如果这种更新发生障碍，细胞就会衰老死亡。在细胞的成分中，蛋白质是最为重要的。如果环境或饮食中的有害因素致使细胞在 DNA—MRNA—蛋白质的转化过程中发生障碍或突变，就会产生蛋白质的合成障碍，促进衰老的发生。

近年来，科学家们发现人体中的自由基与衰老也有关系。这种自由基是一组氧化能力很强的基因，这种基因随年龄的增长在体内的浓度逐渐升高。这种基因可以损害 DNA 链，可以损害细胞膜，还可以阻碍蛋白质的合成。因此，自由基被认为是一种促衰老的因子。由于维生素 E 具有清除自由基的作用，很多医生都认为它能延缓衰老。

由于生命现象的复杂性和微妙性，目前人们对衰老的研究仍徘徊在它的外围而未能深入。随着科学的发展，相信总有一天，科学家们会揭开衰老之谜。

眼泪是多余的吗

一般认为，眼泪是伤感、懦弱的象征，它是多余之物，于人无补。其实眼泪是泪腺的分泌液，它本身有湿润角膜结膜、润滑眼球运动、清洗尘埃的作用。如果没有泪液分泌，眼球的运动不可能如此润滑，即使一粒很小的灰尘也会马上使眼睛停止工作。眼泪也不单纯是水，眼泪中含有约20%的蛋白质、盐分、脂肪和其他成分，因此，眼泪既是一种润滑剂，也是一种营养液和杀菌液。

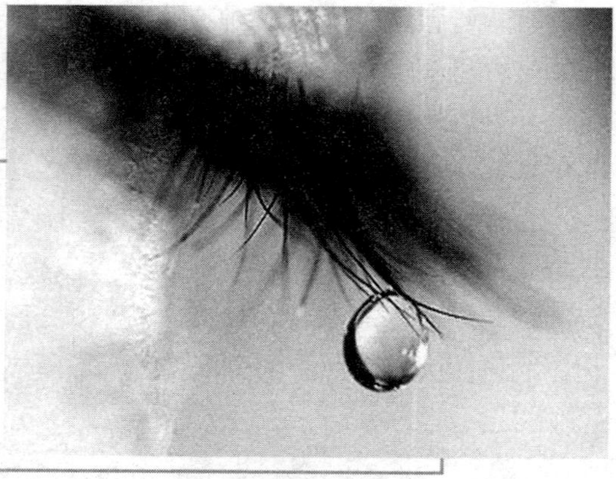

晶莹的泪珠

泪腺其实每时每刻都在分泌泪液，只是分泌的眼泪量不多，一般不溢出眼眶，也不为人所注意。一旦眼睛内有异物侵入或受到其他刺激，泪腺就会分泌出数倍于平时的泪液，以此来缓解刺激，排出异物。

科学家发现，人在伤心、高兴、愤怒等感情冲动时所流出的泪水与受到葱、蒜味刺激所流出的泪水相比，化学成分是不同的，前者的白蛋白含量很高，且普遍含有亮氨酸——脑啡呔和催乳激素；而后者的白蛋白含量很低，且普遍不存在上述两种物质。白蛋白是人在情绪压抑时所产生的物质。

趣味点击　亮氨酸

亮氨酸一般多用于面包、面类制品。配制氨基酸输液及综合氨基酸制剂，降血糖剂，植物生长促进剂。可用作香料，可改善食品风味。在医药行业，亮氨酸是临床选用的复合氨基酸静脉注射液不可缺少的原料，对于维持危重病人的营养需要、抢救患者的生命起着积极的作用。

脑啡呔和催乳激素只有人在感情冲动时，神经细胞才会释放，这些物质积蓄在人体内，会引起溃疡、炎症等疾病，而眼泪正是给这些物质提供了排出体外的机会。如果有泪不弹的话，眼泪只好从角膜进入鼻腔，再经咽喉部进入消化道，眼泪中的有害物质便在代谢过程中引起各类疾病，如哮喘、胃溃疡、心脏病、血液循环系统疾病。

所以，可以说，女人比男人更长寿，原因之一就是女人比男人爱哭，眼泪把致病物质冲走了。

为什么有的人会弱视

有的人视力较差，但从外表看，他们的眼睛与健康人一样，进行眼底检查也没有明显病症，这就是医学上称的弱视。

要了解弱视的发生，得从眼睛的生长发育谈起。孩子出生时，他们的眼睛还没有发育好，到 3 岁时，眼球的前后直径才长到 23 毫米，接近成人的水平。如果在视力发育阶段受到各种因素的影响，阻碍了视功能的发育，就可以引起弱视。

不同的原因，会引起不同类型的弱视。例如常见的先天性弱视，是由先天因素引起的。视网膜、视神经甚至大脑皮层发育不全，分娩时产钳挤压婴儿头部引起大量视网膜出血，都可影响视力发育而引起弱视。

知识小链接

视 网 膜

视网膜居于眼球壁的内层，是一层透明的薄膜。视网膜由色素上皮层和视网膜感觉层组成，两层间在病理情况下可分开，称为视网膜脱离。色素上皮层与脉络膜紧密相连，由色素上皮细胞组成，它们具有支持和营养光感受器细胞、遮光、散热以及再生和修复等作用。

还有一种常见的斜视性弱视。当斜视产生时，常常会感到头晕目眩，大脑皮层为了克服这种干扰，便自发地抑制斜视眼传上来的神经冲动，久而久之，斜视又会引发弱视。

有的人因为眼睛有屈光不正，而且自幼又没戴眼镜矫正，于是，眼睛及视中枢都没有得到精细分辨实物的训练，结果产生屈光不正性弱视。

为了防止弱视，最关键的时期是在儿童阶段。这时候若发现早期的弱视，及时查找引起弱视的原因，进行健眼遮盖疗法或弱视训练，常常可以收到很好的效果。

人有“第三只眼睛”吗

《西游记》中有个武功与孙悟空不相上下的二郎神，他的前额长着第三只眼睛。这只眼睛特别敏锐，无论孙悟空变成什么，都能被他一眼看穿。当然，这只是个神话。

人类到底有没有“第三只眼睛”呢？科学家已经发现，“第三只眼睛”，实际上就是松果体，它位于我们头顶正中的深处，大小像豌豆，形状像松树的果实，所以叫这个名字。

但是，松果体绝不可能看见眼睛看不到的东西，也就是说，它并不具备超常的视力。

那么松果体有什么作用呢？现已知道，人体内有着奇妙的生物钟。有的人不用闹钟，早晨能按时醒来，前后不过相差几分钟时间。这就是生物钟在起作用。科学家发现，松果体就是人体内的一种生物钟，夜晚它会加足马力生产一种激素——褪黑激素，一到天亮便自动停止生产，于是，人便能感知外界的昼夜交替。

此外，松果体分泌的褪黑激素，还会抑制人的生殖功能。研究表明，褪黑激素能抑制少年时期性腺的发育，到了一定时期，它会撤销这种限制，让青春期到来。当代少年的青春期所以会提前，其中有个重要原因是夜间照明时间增加了，生产的褪黑激素少了，结果缩短了对性腺的抑制时间。

广角镜

松果粉

松果粉是采用生长于中国大兴安岭呼中自然保护区，海拔 800 米以上高寒山区偃松的果实为原料生产的绿色保健食品。果粉含有 100 多种对人体有益的成分，具有独到的生理保健功能，如健脑益智、抗衰延寿、润美颜、预防心血管疾病和润肠通便等多种功效。

为什么会出现视错觉

对视错觉最直截了当的形容就是：它是我们的眼睛对我们玩弄的“花招”。我们仿佛是在看到某种实际上并不是那样的东西。否则，我们就会有以两种完全不同的方式看同一个物体的本领了。

如果我们的眼睛功能正常，同时眼睛又是用来准确地看到我们面前东西的工具，那么眼睛又怎么能对我们玩弄“花招”呢？下面就来说说是什么东西造成这种可能性的。视觉并不是一种体力作用。比如说，它不像摄影那样靠机械活动。视觉实际上是一种心理上的感受，因为产生这种感受的并不是看到东西的眼睛，而是脑子！

眼睛是一种接收印象的机械工具。但是，当这些图像达到脑部时，就产生了判断力。脑细胞必须断定自己认为这一图像是个什么东西。

是什么东西使得脑子做出这一断定的呢？其中一件重要的事情是眼部肌肉为了看到东西必须进行的动作。由于要判断距离、角度以及各个事物在空间的相互关系，我们的眼睛必须前后运动。我们的脑子则发出指示，告诉眼睛已经移动了某个距离，因为脑子具有一种能判断眼睛前后运动所花费的能量和时间的概念。

这样，现在就有了一种视错觉的可能。假定有两条长度相等的直线，但一条是垂直线，一条是水平线。水平线我们看上去似乎短一些，因为对眼球来说横向运动要比上下运动容易些。因此，脑子就断定水平线一定短些！

眼球为什么不怕冷

到了冬天，身体裸露的部位常觉得冷，如手指、耳朵、鼻尖，可是从来没人觉得眼珠子冷，这是为啥呢？

首先要知道为什么会有冷的感觉，分布在身体皮肤里的感觉神经末梢有四种，一种向大脑报告“触”觉，一种报告“痛”觉，一种报告“热”觉，还有一种就是报告“冷”觉。

眼球上却没有最后这种感觉“冷”的神经末梢，因而眼球不感觉冷。那么，是不是说眼球上的感觉迟钝呢？一点也不，眼球的感觉极为敏锐，可以说是身体上最敏感的部位，极为细小的异物落入眼内都会引起不舒服的感觉。

另外，眼球不感觉冷，还有一些其他因素。如眼球上血管分布较少，因而向外界的散热亦少；再者，眼球的前面还有眼睑，眼睑俗称眼皮，既温暖又柔软，忽闪忽闪，不断地阻挡着迎面而来的寒流，使眼球不像鼻子、耳朵那样完全裸露在寒风中。

为什么有的人是色盲

色盲是一种先天性遗传性眼病。它主要表现为眼睛对颜色的分辨有障碍。但色盲病人的视力一般都正常，因此他们自己往往不知道患有色盲，大多数人都是在体检时被发现的。

一般正常人都能有全面的色觉，但每个人对颜色分辨的能力有所不同。这主要与遗传、人体健康情况、饮食等有关。有的人辨色能力低，我们称为色弱。色弱多为后天发生的，由于健康情况不佳造成了色觉系统发育不良。也有少数人缺乏色觉，这就是色盲。色盲可分为全色盲及部分色盲。全色盲的人只能分辨明暗，而不能分辨颜色，这种色盲极少见。部分色盲多为红绿色盲或蓝色盲。红绿色盲是辨别红色或绿色能力弱者。蓝色盲很少见，它表现为对绿色、黄色、橘黄色、红色的感觉占优势，而对蓝色的感觉很弱。

色盲的遗传规律现在已经弄清：如果父母都是色盲，子女也是色盲。如果父亲是色盲，母亲是健康者，他们的孩子虽然不是色盲，但女孩却携带有色盲基因，这些女孩再生的孩子中男的有一半机会是色盲，女的有一半可能性又是色盲基因携带者。如果母亲是色盲，父亲为健康人，那么生的男孩一定是色盲，生的女孩都是色盲基因携带者。

怎样区别真假近视

眼球内的晶状体周围有一组小型肌肉，灵敏度和工作效率特别高。两眼远望时，这组肌肉就放松；近视时，这组肌肉就收缩。假如长时间使这组肌肉处于紧张的收缩状态，它就会疲劳过度。当需要远视时，即使你“命令”这肌肉放松，它一下子也放松不了，使视力暂时下降，即得了假性近视。此时，若仍不及时保护视力，将会使视力继续下降，成为真正的近视。

区别真假近视，一般可采取以下几种方法：

加强对眼睛的保健，特别注意用眼卫生，经过一段时间后，若视力有所增加，说明是假性近视；继续注意用眼卫生，那么，视力是会逐渐恢复的。如果在注意用眼卫生以后，视力不见好转，甚至有下降趋势，说明成了真正的近视眼了。

利用仪器区分。让患者戴上+30 的凸透镜，认真地注视视标3～5 分钟。待把镜片拿去后，如果视力恢复到原来的程度，那是假性近视。否则是真近视。

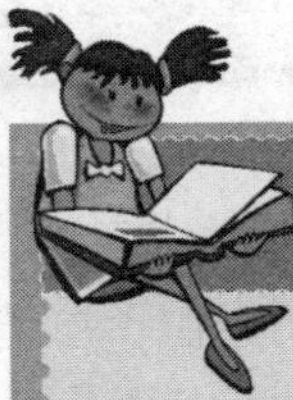

拓展阅读

晶　状　体

晶状体位于玻璃体前侧，周围接睫状体，呈双凸透镜状。晶状体为一个双凸面透明组织，被悬韧带固定悬挂在虹膜之后玻璃体之前。晶体是眼球屈光系统的重要组成部分，也是唯一具有调节能力的屈光间质，其调节能力随着年龄的增长而逐渐降低，形成老视现象。

眼皮为什么有时会跳

有时人们的眼皮会不由自主地跳动，便会有人说，眼皮跳是“祸来到”。有的小朋友听了，半信半疑的。其实这种说法是完全没有科学根据的。那么，是什么原因造成眼皮跳呢？遇到这种现象又该怎么办呢？

围绕眼睛有层薄薄的椭圆形肌肉，称为眼轮匝肌，这层肌肉呈环形状排列于睑裂周围。它受大脑中枢——面部神经的支配。当这两块肌肉收缩或舒张时，眼皮便张开或闭合，平时眨眼就是这个道理。若聚精会神看书时间过长，或全身疲劳等因素，造成大脑皮质过度紧张和兴奋，以及受冷、热风和强光等外界刺激，都会使眼轮匝肌过度疲劳。当神经高度兴奋，眼轮匝肌就不由自主地收缩，出现“眼皮跳”。

当眼皮跳个不停时要注意：（1）要避开外界因素的刺激。如避免冷风、太阳光直射等。（2）要双目轻闭，用手轻轻按摩眼皮数分钟，直到眼皮停跳为止。（3）剪下一小块活血止痛膏，贴在眼皮上。（4）可用热毛巾敷于眼皮部（不要太烫），几分钟后，能使眼皮跳停止。（5）为防止眼皮跳，聚精会神看书写字的时间不宜过长，应为0.5～1 小时。

人造血液有什么优越性

当病人出现大出血时，或者对病人进行大的外科手术时，输血是不可缺少的一个重要环节。但是，有时候由于血型的限制，或因为血液来源的困难，仅仅依靠健康人所献的血液无法满足医疗的需要。

为此，科学家们研究出了一种人体血液的替代品——人造血液。人造血液究竟是什么东西呢？它与人体中流动的鲜红色血液一样吗？用于输血，谁更有优越性呢？

科学家告诉我们，人造血液全称是全氟碳人工血液。它具有高气溶性，在血管内可借氧和二氧化碳分压的高低进行弥散，因此可起到携带氧气和排除二氧化碳的作用。人造血液与人血相比，有几个特点：（1）不受血型限制，可用于各种血型的人，输血后不会发生严重的溶血反应。特别是在抢救情况下，时间就是生命，可以不查血型，不做交叉配血试验而马上使用，对大规模的现场急救，更是简便、快速。（2）保存容易，不必像献血者献的鲜血那样要贮存在4℃～6℃的冰箱内，而且可保存数年之久。（3）不会发生交叉感染。通常输血如果检查不严，会将一些带菌者、带病毒者体内的细菌、病毒随血液输入受血者体内，发生交叉感染，而人造血液是工业生产制造的，不会有细菌或病毒混入。

人造血液除用于急救外，还可作为人工心肺机需要的填充血液，也可用于保存灌注移植脏器。所以说，当急救病人需要输血时，用人造血液可能比普通血液更合适。

动脉和静脉有什么区别

没有一个城市中的运输系统能比人身体内的循环系统的效率高。

如果你想象有两套管道系统，一大一小，都连到一个中央泵水站，那么你就可以大致了解了循环系统是个什么样子。小的一套管道是由心到肺再回心。大的一套由心到身体的其他各部分。

这些管道就是动脉、静脉和毛细血管。动脉里面是离心的血液；静脉里面是回心的血液。一般来说，动脉是把纯净的血液送到全身各个部分；静脉则是将充满废物的血液带回来。毛细血管非常细小，负责将血液由动脉导向静脉。泵血站就是心脏。

动脉位置较深，只有在腕部、脚背、颞部以及颈部的两侧较浅。在这些地方可以摸到脉，大夫还可以从中得知动脉的情况。

最大的动脉在离心的地方有瓣膜。这些血管是由许多富有弹性的肌肉组成的，可以扩张和收缩。动脉血呈鲜红色，在动脉中脉冲式前进。

静脉靠近皮肤表面；静脉血色比较暗，流动也较为均匀，在静脉的各部分隔一段距离就有一个瓣。

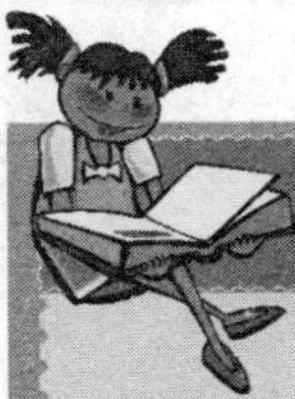

拓展思考

静　脉

静脉是导血回心的血管，起于毛细血管，止于心房。体静脉中的血液含有较多的二氧化碳，血色暗红。肺静脉中的血液含有较多的氧，血色鲜红。小静脉起于毛细血管，在回心过程中逐渐汇合成中静脉、大静脉，最后注入心房。

为什么碰撞后皮肤会有乌青块

有时候不小心摔倒了，除了感到疼痛以外，摔伤的皮肤处还会出现一块乌青。乌青块，是皮肤血管破裂引起皮下溢血的结果。

皮肤里血管非常多，并且这些血管都具有共同的特点——管腔细小而管壁薄。这些小血管是经不起外界压力的。如果我们跌一跤只是臀部着地，一般不会发生乌青块，因为臀部皮下脂肪多，缓冲作用大。如果我们小腿前面或者手臂外侧等皮下脂肪少而骨头与皮肤紧贴之处受到碰击的话，那就必然会出现乌青块。因为皮肤受外力的突然袭击而它后面又是硬邦邦的骨头，缺少厚软的皮下脂肪作缓冲，皮下组织内的血管就会破裂，从血管中流出血来。

我们知道，皮肤若被刀割破，伤口处会流出鲜红的血，可皮下血管流出的血液，因为受到皮肤的阻挡而无法流到体外，只能聚集在破碎血管的周围。虽然，它刚流出时也是鲜红色的，但外面有一层皮肤遮盖，再加上血液中的血红素在体内发生变化，所以看上去便成为青黑色了。这就是乌青块形成的原因。

为什么唇舌咬伤后愈合快

俗话说，“牙齿和舌头也有打架的时候”。事实的确如此：有些人吃东西时心不在焉，结果舌头和嘴唇往往被牙齿咬伤。不过，人们对此大多不以为然，因为这种外伤的愈合速度特别快。

这究竟是为什么呢？现在已经知道，这主要是唾液在发挥作用。

唾液是人体各种唾液腺分泌到口腔中的混合液。一个成人每天分泌的唾液有1000～1500毫升。据分析，其中水分占99%，其他的有黏蛋白、球蛋白、氨基酸和一些微量元素，以及一种能消化碳水化合物的唾液淀粉酶。此外，唾液中还有一种溶菌酶，能溶解和消灭细菌，为伤口消毒。近年来发现，唾液中还有一种激素——表皮生长素，它能促进细胞的生长和分裂，加速蛋白质的合成，有利于伤口的愈合。许多哺乳动物受伤后喜欢用舌头去舔伤口，也是因为它们的唾液中有这种表皮生长素，能缩短伤口愈合的时间。

知识小链接

溶　菌　酶

溶菌酶又称胞壁质酶或乙酰胞壁质聚糖水解酶，是一种能水解致病菌中黏多糖的碱性酶。主要通过破坏细胞壁中的乙酰胞壁酸和乙酰氨基葡糖之间的糖苷键，使细胞壁不溶性黏多糖分解成可溶性糖肽，导致细胞壁破裂内容物逸出而使细菌溶解。

另外，口腔的温度比人体表皮要高一些，那里的神经和血管也比较丰富，这就为伤口愈合提供了比较理想的条件。正是由于这些原因，人的舌头和嘴唇被咬伤后，要比其他外伤愈合得快。

乳牙为什么要换掉

乳牙从第一颗萌出到20颗牙齿出齐，先后不过两年左右；乳牙能独立担当咀嚼任务的时间，先后4～5年；待恒牙长出，乳牙脱落。两副牙齿的交替需5～6年，最长还可拖到10年之久，这样一来，口腔内，乳恒牙并列，共同相处有5～7年。由此可见，换一副牙齿也并不是很容易的事，人的一生中也只能更换一次。

为什么人要换牙呢？

第一，乳牙长在颌骨上，颌骨会不断生长。等颌骨长至6～7岁，上面的20颗乳牙，虽然也跟着长大，但成长速度却赶不上颌骨，这时在乳牙之间，已经拉开距离，显出缝隙，牙齿不能紧紧排列，易于龋蚀损坏。另外，乳牙总数不过20颗，待孩子长到15～16岁，上下颌骨基本已成型，当然不能将颌内填满，牙齿只集中在前面，对食物的咀嚼搅拌，很不方便。

恒牙32颗，无论数目和大小，都胜于乳齿，能够适应日益长大的颌骨。

第二，从两种牙齿本身比较也有所不同：乳牙色白，恒牙色黄，表面上似乎乳牙漂亮些，实际上是恒牙的牙釉物质内含钙量高，远比乳牙坚实、牢固。

乳牙的体积小于恒牙。乳牙中的磨牙，萌出较早，钙化度也低，因此不耐磨损，往往早早就出现磨耗。此外，乳牙中间的牙髓腔远比恒牙的宽大，它们的根管也特别粗，一旦出现龋蚀，容易穿露髓腔。这么一对比，乳牙的质量当然不能与恒牙相匹敌。

从功能上看，小孩吃的食物，总是比较简单，太硬、太粗的食物很少上口，吃的食量也小，用质量差些的乳牙，还可应付。但长成大人后，饮食复杂，食量又大，用乳牙就不能应付，因此更换结实而又多样的恒牙，对成年人更为适宜。

为什么有些人睡着了会磨牙

引起夜晚磨牙的原因有很多。我们知道，睡眠时大脑皮层总处于抑制状态。不过，大脑皮层抑制程度有深有浅。如果大脑皮层抑制程度深，人就睡得熟；如果大脑皮层抑制程度浅，那么仍可以有所活动。譬如说，做梦就是人睡着了以后大脑皮质神经活动的表现。做梦时，大脑皮质的兴奋力量一般是比较弱的，所以不会使人做出什么具体的动作。但是，当大脑皮质的兴奋力量比较强烈时，人就会乱说话和手舞足蹈地乱动，如有些孩子睡着了以后还会哭、笑、叫，嘴里叽里咕噜地说梦话，甚至有人还会起床走路——梦游，等等，磨牙就是其中的一种情况。

除此以外，医学家告诉我们，晚上发生磨牙的情况，可能是在肠子中有寄生虫。因为寄生虫所产生的毒素，很容易刺激控制咬嚼肌肉的神经，使肌肉失去控制，结果在夜晚不由自主地磨起牙齿来。

为什么有的人睡觉时爱打呼噜

你可曾注意到，有的人睡觉时鼾声如雷，常常要惊扰别人的美梦，可他自己却酣睡不醒，这是什么原因呢？

原来在睡觉时，尤其是深睡时，全身肌肉松弛，连悬雍垂（俗称“小舌头”）也下垂，挂在喉咙口的悬雍垂受进出空气的冲击会产生鼾声。打鼾也可能是鼻子里气体的流通发生了障碍的缘故。鼻子不通气，呼吸发生困难，自然就改用口呼吸。口呼吸，特别是在吸气时，会振动口腔后上方的那块软腭。软腭随着空气进出口腔而颤动，就会发出呼噜呼噜的声音来。

看了上面所说的道理，有些人可能要提出一个新的问题：鼻子又没毛病，怎么会不通气的呢？

这是因为这些人在睡觉时，没有把头的位置放正。头的位置不正，就容易使鼻子通气不畅。所以要免除鼾声，就需要注意睡觉时的头部位置，不要仰睡，而要侧睡，别让鼻子塞住，如果睡眠时用口呼吸成了习惯的话，鼾声就很难消除。

另外，鼻甲肥大、鼻咽部淋巴腺肿大等也会使得鼻子不通气而打鼾，这种情况在儿童中更为常见。

打呼噜特别厉害的人，最好去医院仔细检查一下，如果呼噜是因为疾病引起的，就可以得到及早医治。

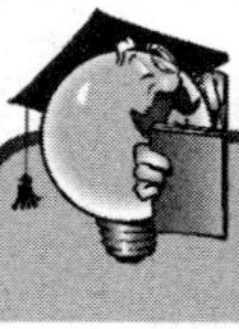

你知道吗

鼻甲肥大的危害

鼻甲肥大会导致鼻腔阻塞。鼻炎发病的临床症状各异，危害极大，当影响鼻腔的生理功能时，会出现呼吸障碍，引发血氧浓度降低，影响其他组织和器官的功能与代谢，而出现一些如头痛、头晕、记忆力下降，胸痛、胸闷、精神萎靡等症状，甚至会并发肺气肿、肺心病、哮喘等严重疾病。

人为什么会做梦

首先看看什么会引起我们的梦。我们的梦并不是来自“另一个世界”。

我们所有梦都和我们自己的感情、恐惧、向往、希冀、需要、记忆等有关。但外界的情况却可影响梦的内容。如果饿了，累了，或受了凉，梦中就可能出现这些感觉。比如说盖的被子掉了，你就可能梦见在一个冰山上。夜间梦境的素材很可能就来自当时的体验。

所以梦的内容来自你睡眠时影响你的因素（受凉、外界噪声、某种不适等等），梦还可能利用你过去的经验以及你目前心中的欲望和偏好。因此小孩会梦到巫师和仙人，学生会梦到学校考试，饥饿的人梦到食物，思家的军人梦到家庭，服刑人员梦到自由，等等。

为了说明这一切——你做梦时的环境因素以及个人的希望和需要可以共同进入梦境，下面介绍一个有关的实验。一个人睡了，用一块棉花摩擦他手背。他梦到，他在一家医院里，他的恋人来看他，坐在床边摸他的手！

有所谓的精神分析专家，他们专门研究为什么我们做这样的梦以及这些梦的含义是什么。他们对梦的解释不是每个人都接受的，但却提供了一个探讨这个问题的方法途径。他们认为，梦表达了未实现的希望，表达了受挫折的思念。换句话说，梦是满足愿望的一种手段。

根据这个学说，在睡眠时我们的抑制机制也睡着了。这时我们能表达出或真正感受到我们愿做的事。我们在梦中做到这一切，梦使我们的愿望得以表达出来，而这些愿望可能是过去我们自己也不知道的。

梦游是怎么回事

梦游是一种与睡眠有关的无意识行为，也是千百年来最难解释的一种睡眠现象。

经常会见到这样的情况，梦游者在睡着后会突然起床穿衣，然后到外面去走一圈，或者做一些别的事情，再回来睡下，而自己却一点也不知道所干的一切。

科学家在研究梦游时发现，有些梦游与脑功能障碍有关。正常情况下，在眼球快速运动阶段的睡眠中，大脑会传递行动指令给肌肉运动系统，如梦见火灾，大脑就命令双脚拼命地快跑。但人还有一种阻断机制，能在睡眠时不让信号传递到肌肉运动系统，从而使人能安稳地睡在床上。如果这种机制失调，人就会产生行动，出现梦游现象。

在对梦游者的观察统计中发现，梦游者中大部分是15岁以下的少年儿童，这可能与他们的大脑尚未发育成熟、大脑皮层缺乏抑制功能有关。一般来说，他们到了成年后，梦游症便会自动消失。所以说，梦游只要不是大脑器质性病变引起的，通常不需要治疗。有时候，心情处于恐惧、焦虑状态，容易产生或加重梦游症，这就需要尽量去消除以上的心理状态。

当然也有少数梦游者，是因为脑部受到感染、外伤或患癫痫、癔症而引起梦游的，这就需要请医生加以鉴别和治疗。

人为什么要打哈欠

打哈欠是人人都亲身经历过的动作，这个动作在出生后5分钟便出现了。过去，相当多的科学家认为，一个人在长时间的工作后，逐渐会疲倦，呼吸会趋于慢呼吸或浅呼吸，这样氧气就会不足，就容易打哈欠，因为打哈欠可以增加血液里的氧气，将积存下来的多余的二氧化碳排出体外。

事实真是这样吗？有一位科学家做了一个有趣的实验：让一批学生吸入含有氧气和二氧化碳的混合气体，结果他们打哈欠的次数并没有增加；而让他们吸入纯净的氧气时，打哈欠的次数也没有减少。于是，他认为，体内氧气不足，二氧化碳过多，并不是打哈欠的主要原因。

他还发现，夜间行车的司机会频繁地打哈欠，可是却很少有人在床上打哈欠，这是为什么呢？他认为，打哈欠是人们觉得必须保持清醒状态时，促进身体觉醒的一种反应。至于已经上床的人很少打哈欠，是因为他们不再需要保持清醒状态，完全可以高枕无忧安然入睡了。

颇为有趣的是呵欠会传染。只要有一个人打哈欠，周围的人们也会跟着打起呵欠来，电影或录像中的打哈欠镜头，也能促使观看者打起呵欠来，连阅读有关打哈欠的文章，也会引起连锁反应，触发呵欠。

打哈欠对人体是有益的，它能消除疲劳，振奋精神，减轻人的精神紧张程度。

打哈欠也可治疗失眠症，如果人们在治疗失眠症失效后，不妨试一下模仿打哈欠，重复几次，也许你就能享受到渴望已久的酣睡了。

为什么课间要休息 10 分钟

我们知道，大脑是人体的司令部，在它的指挥下，我们的一切活动都变得有条不紊。在我们学习的时候，大脑某一区域的细胞工作着，处在兴奋状态。在我们活动的时候，大脑另一部分细胞在兴奋。

由于大脑皮层还具有自我保护的能力，当某一样工作做久了，兴奋性就会减低，如果再持续进行这类工作，那么这些外界的刺激就不会使大脑皮层兴奋，甚至会引起抑制。

例如在日常生活中常常遇到这种情况：学习过久，注意力就会不集中，头昏脑涨，这就表明大脑由兴奋转为抑制，出现了疲劳。如果再不休息，就会由疲劳转为过度疲劳，对大脑皮层产生损害。

要使大脑的功能一直保持旺盛的状态，就要让大脑的兴奋区和抑制区经常轮换。因此在 45 分钟课后安排了 10 分钟的休息，让大脑皮层的某部分细胞由兴奋转为抑制，以求在过一会儿用充沛的精力迎接下一节课。因此，在这课间休息的 10 分钟内应该走出教室，呼吸些新鲜空气，活动一下筋骨，而不应该仍在教室内做功课。有的同学在课间休息时进行激烈的体育活动，上课后不容易立即安静下来，对学习也有一定影响。此外，10 分钟的休息，对减轻视力疲劳也有一定好处。

为什么说脚是人体的“第二心脏”

人的脚处于人体的最下端，有着丰富的毛细血管和神经末梢，通过脚——脊髓——脑而传入大脑。由于脊髓的各种神经与体内的各脏腑器官有直接的联系，故在脚上存在着反映各脏器的反应点和反应区。

脚离心脏最远，却有帮助心脏工作的作用。由于脚离心脏最远，因此从心脏泵出的血，到达脚部时，速度比较缓慢，又加上地心引力的影响，血液就较易滞留于足部，如不改善这种状况，就会引起恶性循环。

我们经常走路，行走时，是靠脚趾把身体移向前方，这时随着筋肉的活动，血管扩大，血液更容易向下流动，当脚后跟着地并再移到脚趾运动之前，筋肉会收缩，血管会被压迫，把血液推向身体的上部——心脏部位。也就是说，行走可以帮助把远离心脏的血液推向心脏去，起到泵的作用。因此，人的健康在很大程度上受脚的左右，真可谓健康的体魄要始于足下，所以，脚为人体的“第二心脏”。

在日常生活中，除了要坚持多走走，加强锻炼，给脚以良性的刺激外，还要对脚加以保护和爱护，使脚随时处于良好的状态，充分发挥“第二心脏”的作用。

什么样的心脏更健康

心脏是大的好还是小一点的好？要搞清这个问题，先得知道心脏是怎么工作的。

心脏有 4 个腔：左右心房和左右心室。其中左心室的作用是收缩后将血液泵向全身，而右心室的作用则是将血泵入肺部进行气体交换。

由于头部比胸部高出许多，所以左心室收缩必须非常有力才能将血压到头部，而心室的收缩靠的是组成心室壁的肌肉的收缩，如果左心室肌肉壁很厚，心脏这个泵工作时就会很有力，而这样的心脏外形上就会大一些。

我们再从另外一个角度来看：假如一个人一分钟需要心脏泵出 4500 毫升血液，如果心脏中心室大一些，心室壁的肌肉再厚一些，那么心脏每收缩一次所泵出的血液就会多一些；而每分钟全身需血量一定的话，心脏每分钟跳动的次数就会少一些，心脏休息的时候就会多一些，这样的心脏在你的一生中就不易疲劳，不易生病。但过于疲劳“应用”心脏，使心脏

> **广角镜**
>
> **左心房的构成**
>
> 左心房构成心底的大部分，有四个入口，一个出口。在左心房后壁的两侧，各有一对肺静脉口，为左右肺静脉的入口；左心房的前下有左房室口，通向左心室。由肺进行气体交换后的新鲜血液，经肺静脉流入左心房，然后经左房室口流入左心室，在左房室口处生有二尖瓣（左房室瓣）血液由左心房经此口流入左心室。

大而失代偿，则会引发极严重的后果。

因此，健壮的心脏应该是较大的，而运动员的心脏确实比不大运动的人的心脏要大一些。

为什么东方人与西方人的肤色、发色不一样

生活在我们地球上的人类，有各种不同的肤色。一般来说，亚洲人的皮肤为黄色，非洲黑人的皮肤黝黑，欧洲白人的皮肤则很白。这中间还有个有趣的规律，那就是在欧亚大陆，特别是欧洲，越往南走，人的皮肤颜色越深。

为什么人的皮肤会有不同的颜色呢？现在已经知道，这是由皮肤中黑色素的数量所决定的。欧洲人黑色素含量少，皮肤颜色很浅；非洲人黑色素含量高，皮肤呈黑色或棕黑色；黄种人黑色素的含量介于两者之间，所以皮肤呈黄色。

科学家告诉我们，人的皮肤颜色是进化过程中适应环境的结果。阳光中的紫外线能帮助人体合成维生素 D，增强人体对疾病的抵抗力。紫外线过多或过少对人体都是不利的，而黑色素如同遮光的伞，起到阻挡紫外线的作用。于是，生活在低纬度地区的非洲人，皮肤里的黑色素就多了起来，皮肤也就慢慢变黑了；生活在高纬度地区的欧洲人，不会受到烈日的暴晒，为了适当增加紫外线的吸收，皮肤便渐渐变白了；黄种人一般居住在温带地区，皮肤的颜色也就较浅。

人的头发也是五颜六色的，有黑发、黄发、红发等。总的来看，黄种人头发乌黑发亮，白种人却拥有一头金黄色的头发。与人的皮肤颜色各不相同一样，这是因为头发中含黑色素数量多少不一：黑色素多的是黑发，黑色素较少的是黄发。头发颜色不同，也是人类适应环境的一种证明。西方人多生活在日光稀少的寒冷地区。而东方人则居住在阳光充沛的地方，头发中黑色素较多，有利于防止阳光中大量紫外线的照射。

为什么会被太阳晒脱皮

我们中的大多数人都不清楚太阳对我们的多种影响。例如，阳光能杀死皮肤上的真菌和细菌。阳光作用在皮肤上可以产生一种能促进皮肤血管收缩

从而使血压升高的物质。阳光中的紫外线还能制造人体所需的维生素 D。

但阳光还能把皮肤晒红和晒脱皮。皮肤上有一种叫组氨酸的物质，阳光中的紫外线能把它转变成一种使血管扩张的物质，导致皮肤变红。

我们的皮肤怎么会晒黑呢？皮肤中还含有叫作酪氨酸的物质。紫外线作用于这种物质上并把它转变成棕色色素物质，称为黑素。黑素沉积在皮肤外层上，使之看起来好像是“黑色的”。这种颜色能保护皮肤免受阳光的进一步作用。

由于阳光对我们的皮肤和身体有这么多种不同的影响，因此我们在日光浴时应格外小心。

耳朵是怎样工作的

耳是我们身体上最奇妙的工具之一。无须去“调谐”，耳可以在这一刹那听到手表的滴答声，而下一个刹那又听到爆炸的轰鸣声。

但要能听到声音，需要的还不仅仅是耳。听觉过程始于声音。空气波动，我们称之为“声波”，先撞击鼓膜。声波是我们看不见也摸不着的，可是耳却非常精细，它能感受最轻微的振动并传给脑子。只有当这些波动传到脑子，我们才真正听到声音。

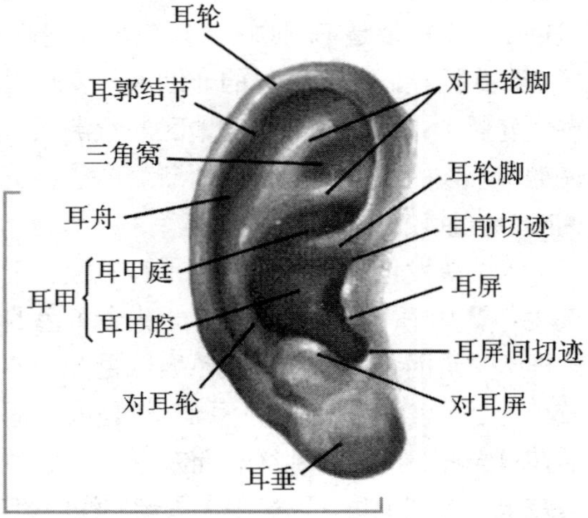

耳朵结构图

耳包括三部分：外耳、中耳和内耳。某些动物能转动耳朵捕捉声音。可是我们不能转动外耳，所以外耳对我们的听觉实际没有帮助。

声波进入外耳，沿耳道而入。在耳道顶端有一个薄膜，横跨耳道，绷得很紧。这层膜隔开外耳和中耳，作用有如鼓皮。在这个膜的内侧还有个管子通向咽部，叫“耳咽管”，有空气经咽部进入以平衡鼓膜两侧的压力，否则在听到巨响时鼓膜可能破裂。

就在中耳鼓膜之后有一串奇形怪状的小骨头，分别叫作“锤骨”、“砧骨”和“镫骨”。这些骨头两头分别接触鼓膜和内耳。当声波撞击鼓膜时，就引起这3块骨头的振动。

接着，这些骨头又引起内耳中液体的振动。内耳呈蜗牛状，叫“耳蜗”。其中的细胞把声音传给神经。这些神经再把声音传给脑子，脑子能辨识这些声音，这个辨识过程我们称之为“听觉”。

在内耳还有3个半规管，同听觉毫无关系。半规管中也充满液体，它为我们提供平衡觉。如果半规管有了毛病，我们就会头晕也走不好道了。

为什么没有声音完全一样的人

当人类在说话或唱歌时，声音是由喉发出的，准确地说，是由喉部的声带发出的。

声带是喉腔内的黏膜反褶，一左一右分列两边，坚韧而有弹性，就像两条银白色的琴弦，发声时在气流的冲击下，声带黏膜如波浪似的起伏运动，“弹拨”出千变万化的“乐曲”。

由于不同人的声带有长有短，所以发出的声音也有高有低。例如，小孩的声带长6~8毫米，成年女子15~20毫米，而成年男子20~25毫米。因此，孩子的声音又尖又高，成年男子的声音则低沉浑厚，两者很容易区分。但是，在地球上有50多亿人口，声带长短完全一样的人肯定有很多，可为什么没有声音完全一样的人呢？

科学家在测定人的声音时，根据每个人的声调高低和声能分配制成“声谱图”，他们从声谱上发现，几乎没有声音完全相同的人。这是因为人类发出的声音，声带虽然起着极为重要的作用，但并不是它的独家功劳，而是与一套共鸣系统有关。

人类在发声时，除了声带产生振动外，喉咙、咽部、鼻腔、口腔、胸腔等部位都要协同参加工作。由于每个人的这些部位和器官并不完全一致，它们在大小、形状上难免有细微差别，再加上舌头、牙齿、嘴唇、面颊的差别，以及年龄、性别、气质和文化修养的不同，所以就使声音在音色、音调、音强、节奏等方面千差万别，形成了各不相同的声音特征。

为什么没有相貌完全一样的人

相貌是人体最引人注目的部位，也是人们互相识别和了解的依据。为什么人们的相貌各不相同？“塑造”相貌的动力是什么呢？

人是由父母双方的精子和卵细胞结合发育而成的。精子和卵细胞中染色体的数目各为23个，人的相貌特征就是由细胞内染色体上的遗传物质基因控制决定的。

每个染色体都有它特定的构造和形状。经研究发现，每个染色体上的基因大约有1250个。目前，医学家认为人的基因数目为100万~200万个，可以“塑造”出形形色色的相貌，不仅眼睛、鼻子、嘴巴、耳朵等五官的大小、形状和位置不一样，而且人的脸型也彼此不同，连单眼皮和双眼皮的性状，也都由不同的基因所控制。即使双胞胎，他们染色体上的基因排列，出现完全相同的机会，也仅有70—80万亿分之一的可能性。因此，长得完全一模一样的人，可以说是没有的。

基本小知识

染色体

染色体是细胞内具有遗传性质的物体，易被碱性染料染成深色，所以叫染色体（染色质）；其本质是脱氧核甘酸，是细胞核内由核蛋白组成、能用碱性染料染色、有结构的线状体，是遗传物质基因的载体。

为什么近亲不能结婚

在人类的23对染色体上有近10万个遗传基因，目前已经知道，其中有1000多个基因如果出了问题（变成致病基因），便可能导致隐性遗传病的发生。这类病有个特点，即必须是父母双方的23对染色体正好带有同一个致病基因，其下一代才能发病。如果父母双方只有一方带有致病基因，它会隐而不发，下一代就不会生病。

在通常情况下，我们每个人都带有5~6种隐性致病基因，但由于各人之间所带的这1000多种隐性致病基因中的5～6种各不相同，结婚双方带有相同隐性遗传基因的机会很少，因此这类隐性遗传病很是罕见，发病率在几万分之一甚至十几万分之一。

但在近亲婚配的夫妻中则不同，由于他们有共同的祖父母（或外祖父母），从祖父母（或外祖父母）传给自己母亲（或父亲）的隐性致病基因正好相同的比例，要远远大于不是同一个祖父母（或外祖父母）的，这样，两种相同隐性致病基因相遇的机会就大大提高，当夫妻双方正好带有同一致病基因时，这类隐性遗传病就会显示出来，危害下一代。

因此，世界各国的婚姻法规定不准近亲结婚，主要是指三代以内的血缘近亲者，如表兄妹、堂兄妹等。

为什么人在情急时力气特别大

力气是肌肉收缩时产生的，要使肌肉收缩有力，就得供给大量能量，这能量就是从体内的脂肪、蛋白质和糖分解时得来的。实验证明，1克脂肪分解能供给36000焦耳热能，1克蛋白质或1克糖分解后能供给16000焦耳热能，人就是从这些物质的分解中得到能量、产生力气的。

那么，为什么人在情急时力气就特别大呢？

除了由于神经系统强力活动可以引起全身各处肌肉发生强烈收缩之外，在人的两个肾脏上面，各有一个榛子般大小的腺体，能分泌肾上腺素，这种物质只需极少量进到血液里，就会立刻使心脏跳动加快，血压上升，将大量贮藏的糖调拨到血中，提供大量能量，随时准备应付紧急情况。人在遇到危险或情势紧急时，交感神经就会兴奋，这两个腺体立即大量分泌肾上腺素送到血液里，让你有充分的力量来应付突发的意外事件，生理学家把这种现象称之为“应激反应”。可见，肾上腺素的大量分泌和血糖的急剧增高，与人在情急时获得力量有很大关系。

“植物人”是怎么形成的

在医院里，有时能见到一种特殊的病人，他虽然张大着眼睛，时而望着墙壁、天花板，时而望着走近他的人，但当别人大声呼唤他的名字时，他却一点反应也没有。即使突然将物体放在他的眼前，他双眼依然一眨也不眨，而且不说、不动、不吃、不饮，不能控制大小便。这些现象说明，病人的大脑功能已经丧失，完全没有知觉了。可奇怪的是，他的呼吸、心跳、咳嗽、喷嚏和吞咽等先天性本能反应还存在，常靠流汁、牛奶等食物来维持生命。这样的病人只不过像植物一般只会吸收营养保持生命而已，于是便被称为“植物人”。

成为“植物人”的原因很多，如严重脑外伤、煤气中毒，或窒息、急性心肌梗死造成呼吸、心跳突然停止。由于病人呼吸、心跳停止后，大脑的供血供氧也就停止了，时间一长，正常脑组织会受到严重破坏，同时，还会产生各种代谢障碍和脑细胞酸中毒等情况。这种损害往往从大脑皮层开始，逐渐向脊髓扩展，所以，脑缺血缺氧时间愈长，造成的脑损害就愈大。医学上认为，在常温、常压下，脑所耐受缺氧时间不能超过 3～4 分钟。一般缺氧 15 秒，便可造成几分钟的昏迷；3 分钟以上，则可产生几天的昏迷；心跳停止时间超过 5 分钟以上，就将引起死亡。所以，有些病人虽经奋力抢救，恢复了呼吸和心跳，但人的高级“司令部”——神经中枢的指挥已失灵，因而变成了“植物人”。

人体有再生能力吗

水螅的再生能力，在动物世界是出了名的。水螅是一种圆筒形的无脊椎动物，你砍断了水螅的头，它又会再长出一个，甚至把它切成好几段，结果每一段都长成一个完整的水螅。

人体有没有再生能力呢？许多人都有这样的体会：手指割伤以后，要不了几天伤口就会自动愈合；即使是断裂的指甲或趾甲，也会渐渐地长出来。由此可见，人体是有再生能力的。

人的体内也有再生能力，最突出的是肝脏。因为某种疾病而切除了部分肝脏后，另一部分就会通过增生来代偿被切除部分的功能。

大脑也有一定的再生能力。现在已经知道，感知音乐和绘画能力是人体右脑半球的功能。可是，科学家却意外地发现，一个因大脑病变切除了右脑半球的姑娘，既能歌唱，又会画图。这是怎么回事呢？原来，她的左脑半球很大，一直延伸到了原来右脑半球的位置上，在自然界中，当器官无法免遭伤害时，再生是重要的弥补措施。当然，与水螅相比，人体的再生能力差得很远。

再生各有利弊，在这方面，人类和多数动物一样，采取了一个折中的方案——把再生能力局限在一些特定的部位。

自己挠痒痒为什么不会笑

在人的皮肤上有许多痛点，还有不少冷点和热点，但没有痒点。可是，人们却会时常感到痒。

其实，人们不仅会感到痒，而且时常被痒所困扰，搞得你坐卧不安。不仅蚊子、臭虫叮了要痒，小虫子在身上爬会痒，别人出其不意地触你一下也要痒，痒得很难受。

为什么人会觉得痒呢？感到痒后为什么又会发笑？有人认为，痒是痛点受了轻微刺激所引起的，只要轻轻地连续刺激痛点，传到大脑，就会使你感到痒，自然而然就笑了起来。但现在许多科学家对痒引起发笑提出了新的解释。他们认为，呵痒是对皮肤一种轻柔的、有节律的抚摸动作，大脑对它的感受仿佛是有某种危险快要降临。例如，这种危险可能是有毒的小虫子甚至是毒蛇在皮肤上爬行，一旦发现并不是那么回事，脑子中瞬间的反射性恐惧消失了，感到并没有任何危险存在，于是便放心地、下意识地笑了起来。挠痒越厉害、初期的恐惧感越强烈，恐惧感过去后的笑也越强烈。

那么，为什么自己挠自己的痒时，会不大觉得痒呢？这是因为自己挠痒时，思想上已经预先有了准备，也就是说，大脑在向手指发出指令的同时，也发出一种接受抚摸时不会有危险的信号。既然早知道没有危险，神经就不会紧张，当然也就不会产生笑了。由于别人的挠痒往往出乎预料，大脑没有预感，因而容易引起发笑。

为什么受惊吓后脸色会惨白

在人体内有一套防御系统，当人体受到强烈刺激时，体内就会出现一系列神经内分泌反应，例如交感神经兴奋和垂体——肾上腺皮质分泌增多等现象，以适应强烈刺激，提高机体抵抗外界刺激的能力，这在医学上称为“应激”。

交感神经兴奋，垂体——肾上腺皮质分泌增多，造成心跳加快，心脏收缩力加强，有利于提高心脏的血液输出量，提高血压。除此以外，它还促使体内血液重新分布。这时，皮肤、腹腔内器官、肾的血管收缩，而脑血管不收缩，心脏的冠状血管反而扩张，骨骼肌的血管也扩张，保证了心、脑和骨骼肌得到更多的血液供应。这样一来，就有利于抵抗外来的强烈刺激，保护人体尽可能不受到伤害。但是，由于此时皮肤和内脏等许多器官中的小动脉、毛细血管收缩，发生了缺血缺氧，就会造成脸色苍白、四肢发冷、出冷汗、汗毛竖起的情况。

人体遇到紧急情况，如受惊吓、寒冷、紧张等，如果不是过分强烈，时间也很短暂的话，一般在受到刺激的短时间内会恢复正常。这种应激将有利于机体的动员，以便更好地完成必须完成的任务，或者更好地避开可能发生的危险，也就是说，它将会使人能有效地去应付日常生活中的各种困难局面。不过，如果刺激过于强烈，时间又较长，长时间处于应激状态中的机体可能会因此受到影响。

为什么春天人容易困倦

春暖花开的季节，人常会感到困倦，一觉睡去不想醒来。春天原本是万物复苏、生机勃发的时光，人为什么反而会困倦欲睡呢?

原来，人体的血液循环有一定的规律，每个脏器的血液供应也有一个相对稳定的数量。例如一个体重60千克的人，在安静状态下，供应脑子的血液数量约为每分钟750毫升，供应皮肤的血液数量约为450毫升。一个人是否感到困倦，与脑子里的血液供应量够不够有密切的关系。倘若脑子的血供应量达不到一定的数量，人就容易昏昏欲睡。

漫长的冬天，寒风呼啸，人体自身的防御功能会使皮肤里的毛细血管广泛而又持久地收缩，这样就省下了供应皮肤的血液，省下的血液便额外地供应给内脏器官，脑子里的供血也就增加，所以在寒冷状态下人反而不易入睡，容易清醒。

到了春天，天气变得暖和起来，皮肤里的毛细血管舒张，更多的血液流进毛细血管里来，流走了一部分原先供应内脏的血液，脑子的供血量就减少，人也就容易困倦。血液供应量的这种变化，在冬去春来的交替阶段或气温明显变化的时候最为显著。过了一段时间，人体适应了气温变化，这种困倦现象反倒不明显了。

春困不是病，也并非睡眠不足。产生这种现象时，只要脱掉一件衣服凉快一下，或用冷水洗一下脸，或去室外活动一下，倦意就会消失。当然，加强体育锻炼，提高心脏收缩能力，更能消除春困。

为什么禁止运动员服用兴奋剂

体育运动的宗旨在于强壮体质、增进健康，任何妄图借助药物提高比赛成绩的做法，都有悖于这一宗旨。况且，健康人服用这些药物会危害健康。因此，这些药物也就叫作运动违禁药物。

运动违禁药物种类很多，不下百余种，归纳起来主要有如下几类：

（1）中枢兴奋药：例如咖啡因、利他林、士的宁等，对中枢神经系统有广泛兴奋作用，能振作精神，减少疲乏感，消除睡意。但是会带来神经过敏、失眠、眩晕、心悸、血压增高等不良后果，而且还会成瘾。

（2）肌肉兴奋药：例如新斯的明、吡啶斯的明、尼瓦林等，能在一定程度上兴奋运动肌肉，加强肌肉收缩力量。但是又会产生心跳减慢、恶心、呕吐、皮疹等副作用。

知识小链接

皮　疹

皮疹是一种皮肤病变。从单纯的皮肤颜色改变到皮肤表面隆起或发生水疱等有多种多样的表现形式。皮疹的特点是大、小片粒红，有时会痒，有时不会痒。其种类和发病原因较多，需要根据不同情况进行诊断。

（3）合成代谢类固醇：例如癸酸诺龙、康力龙等，有点类似男性激素的作用，可以增强新陈代谢，增加蛋白质合成，增进内分泌功能。但是会引起浮肿，损害肝脏。

（4）利尿药：例如丁尿胺、氯噻酮、利尿磺胺等，利用这些药物的作用增加排尿量，通过排尿将身体里新陈代谢废物尽快排出；或者让肌肉运动产生的废物尽快排出，有利于提高肌肉的力量和耐力；还可以通过利尿尽快排出体内的其他违禁药物。但是，利尿药又会引起身体里水和盐类代谢紊乱和酸碱平衡失调。

为什么吸入氧气呼出二氧化碳

人只要活着，就需要一刻不停地呼吸，吸进含有丰富氧气的新鲜空气，呼出含有大量二氧化碳的废气。新鲜空气在体内转了一圈之后，是怎样变成废气的呢?

原来，人体中有一个专门负责气体交换的器官，它就是肺脏。当氧气被鼻孔吸入，便进入到气管，气管笔直向下，然后分为左右两根支气管，埋藏在左右两肺之中。支气管会不断地细分，产生无数极细微的分支，每一根细支气管末端都连接着几个肺泡。肺脏就是由重重叠叠的细支气管和肺泡组成的。

在显微镜下观察，肺泡好像一个个葡萄，表面布满了毛细血管。吸进的新鲜氧气就在这儿扩散到毛细血管中，随着血液流动到达人体的四面八方。与此同时，人体中产生的二氧化碳废气也来到这儿的毛细血管中，通过气体交换进入到肺泡内部，再从支气管汇集到气管处，最后随呼气排出体外。吸入的新鲜氧气就是通过这样一连串过程，才变成二氧化碳废气的。

人体内有“润滑油”吗

在工厂中，机器需要经常滴加润滑油，以减少运转时的摩擦力。其实，我们的身体也是一部“大机器”，体内器官也在不停地运动，为了保证各种器官不被磨损，我们的身体内部也会分泌出一些特殊的“润滑油”。

在人体腹腔中，居住着大肠、小肠、胃、脾、胆、肝和胰等许多器官，非常拥挤，更何况它们还要各自运动。例如，胃每分钟蠕动 3 次，小肠和大肠盘旋曲折，也时常在蠕动，这样，器官和器官之间免不了会产生摩擦。可天长日久，腹腔内的这些器官并没有因为摩擦而受到损伤，这一切应该归功于人体内一种特殊的“润滑油”。

原来，腹腔内有一层腹膜，能够源源不断地分泌出少量浆液，这种浆液具有润滑作用，一刻不停地润滑着腹腔里的器官。

除内脏器官外，关节的运动也离不开“润滑油”。我们知道，关节是骨骼系统的重要部分，是骨头与骨头相连接的地方，有了关节，我们的四肢和躯干才能进行上下左右的弯曲运动。关节之所以能转动自如，除了在关节面上有一层特别光滑的软骨外，在软骨表面上总显得很湿润，因为表面有一层极薄的液体，这就是体内分泌出的“润滑油”，它能进入到关节表面处，使关节在转动时受到的摩擦力尽可能变小。

肚子里怎么会有蛔虫

蛔虫是一种肠寄生虫。它寄生在人体的肠子内，与人争夺营养，损害人的健康。

俗话说“病从口入”，如果不讲卫生，用带有蛔虫卵的脏手，去抓拿食物，使蛔虫卵随食物一起进入腹内，在腹内安营扎寨、生长和繁殖。

一条蛔虫，在腹内如不用药驱除，可以生存2年左右。大的蛔虫可生长成30～40厘米，而且有惊人的繁殖能力，每天可产卵20万枚左右。

有了蛔虫怎么办呢？应当及时用药物驱虫。目前有驱虫灵、肠虫清等，都是广谱驱虫药（驱除寄生虫范围较广），用后一般效果都很好。除此之外，平时一定要做到，饭前便后洗手。因为蛔虫卵常随人的粪便排出，即使隔着便纸，也极容易沾到手上。更不要留长指甲、吮吸手指，免得虫卵再次乘虚而入。

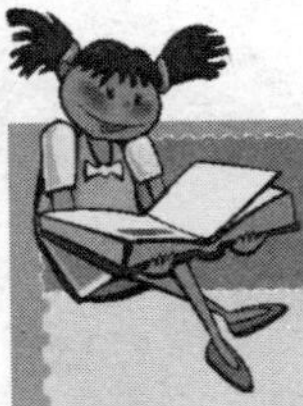

拓展阅读

蛔　虫

蛔虫是无脊椎动物，线形动物门，线虫纲，蛔目，蛔科。是人体肠道内最大的寄生线虫，成体略带粉红色或微黄色，体表有横纹，雄虫尾部常卷曲。蛔虫是世界性分布种类，是人体最常见的寄生虫，感染率可达70%以上，农村高于城市，儿童高于成人。

为什么有些人脚出汗多

有些人多走路或跑步后脚汗出得很多，汗水把鞋袜浸湿，怪难受的。脚汗较多的原因大致有这样几方面：有些人的足部汗腺比较丰富，特别爱出汗，这往往与遗传因素有关。有的是支配足部汗腺的神经丰富和敏感，支配汗腺的神经分布在皮肤上的交感神经中，每当行走、跑步，甚至精神紧张、情绪激动时，交感神经便处于高度兴奋状态，汗腺也随之大量分泌汗液。还有的则是因为穿的胶鞋不透气，分泌的汗水不能及时蒸发散失而造成的。

穿着棉制品袜子，穿着布鞋或皮鞋，这样的鞋袜吸水性强，脚汗容易蒸发；不宜穿着不透气的胶鞋，在必须穿的时候，可以在鞋内垫上一层透气吸水的鞋垫。

脚汗严重的人，可以采用一些局部止汗的办法，例如用5%明矾溶液、3%～5%甲醛溶液或0.5%醋酸溶液涂抹足部多汗处。或者使用普鲁本辛、阿托品之类药片，磨成粉后取少许涂搽在足部多汗处。

为什么女性通常比男性温柔些

一般来说，男人的性格与女人的是不相同的。男人竞争性和独立性较强；而女人比较温柔，并富于同情心。

这两种不同的性格是怎么形成的呢？美国亚特兰大精神研究所的科学家为了探索人的性别和性格之间的关系，做了一番研究。他们发现，人体血液里有两种微量物质与人的精神状态有关：（1）去甲肾上腺素；（2）血清素。去甲肾上腺素能使人脾气急躁，容易激动，爱挑衅；而血清素的作用恰好相反，能抑制急躁情绪，

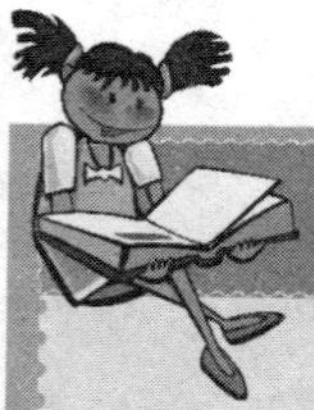

拓展思考

血　清　素

血清素是体内产生的一种神经传递素，存在于一些植物和菌类中。但有著作表明有营养物质可参与合成血清素，这些营养物质包括色氨酸（一种氨基酸）、脂肪酸、镁和锌。

使人显得和气、温顺。通常，每个人的血液中都有这两种物质，不过它们的比例却不完全相同。这个研究所的科学家分析了男人和女人的血液后发现，85%的女人血清素的含量比男人高，而80%的男人去甲肾上腺素的含量都高于女人。这项研究从生理上揭示了女人一般比男人温柔的原因。

可是，心理学家认为，在男女性格差异上，社会环境的影响更大。男人和女人在一定的社会中生活，他们的心理活动和行为方式，必须被社会所接受。通常，社会对男人的要求是勇敢坚定，有一定的独立性，善于决断，敢于承担责任；对女人的要求是温柔体贴，细心整洁，富有耐心和端庄稳重。最初，父母会按照自己想象中的男人或女人形象，教育和塑造子女。上学以后，同学之间的相互学习和模仿，会使男女之间的性格差别更加明显。成年以后，社会的文化传统、风俗习惯等，会使这些差别逐渐定型。

我们的肠子有多长

我们大部分人都有一个模糊的理解，在我们体内的某处有着一盘一盘的肠子，食物就在其中运行消化。可是清楚肠子是如何工作的人却不多。

动物大肠的长度决定于它们的食物的种类。吃肉的动物肠子要短，因为消化的任务比较小。它们赖以为生的猎物已经做了一部分消化的工作。以素食为生的人们肠子可能要比吃肉的人们更长一些。

人的肠子有3米长。可是人死的时候，肠子失去弹性就可能长到8米。

肠壁的大部分都是肌纤维，所以肠子才能对经过其中的食物进行加工。肠道使食物和分泌物混合，然后再向下传递。为了完成这个任务，小肠可以说是由无数的肠襻组成的。每个肠襻中有一点食物，肠子对它进行加工，然后是搅拌和消化约30分钟后再把它传到下一个肠襻。

为了协助消化过程，小肠壁上有大约2000万个细小能腺体。这些腺体要分泌5~10个夸脱（1夸脱=1.136升）的液体到肠中去。这些液体浸泡食物使它软化，及至食物到达大肠时它已成为半液体状态。

如果你用放大镜观察肠壁，你就会发现肠壁并不光滑而更像天鹅绒。肠壁上覆满数以亿万计的细小触须样的绒毛。绒毛告诉腺体什么时候该分泌出消化液，绒毛本身也协助消化过程。

不能被消化液消化的食物则在大肠中受到细菌的分解，称为腐败作用。

亿万个细菌分解食物中的粗糙部分，例如果皮，并从中提取身体需要的有价值的物质。

这只不过是我们的肠子工作的大致情况。肠子是体内最奇妙的器官之一，组织得异常和谐，对于摄入的食物进行各种加工，其目的就是使我们得以生存。

为什么会感到饥饿

饥饿并不像一般人相信的那样是胃里空了，事实上，饥饿和胃空虚没有关系。新生儿的胃是空的，但几天之内它并不觉得饿；得病发烧的人的胃常是空的，可并不觉得饿。

血里缺了某些营养物质时，饥饿就开始了。当血管里少了这些东西，就有个信息送到脑子里一个称为“饥饿中枢”的地方。这个饥饿中枢就像是一个胃肠的控制闸。只要血里的食物充足，饥饿中枢就使胃肠活动放慢。一旦血里缺乏食物时，饥饿中枢就让胃肠增加活动，于是饥饿的人就总觉得胃在“咕噜”。

我们觉得饿时，我们的身体并不是要求某一种特殊的食物，而只是泛泛地需求一般营养。可是我们的食欲却注意到不要光用一种食物来解决饥饿感，因为光吃一种食物不利于人体健康。举例来说，要让我们光吃土豆来满足营养需求就太难了。可是如果我们先喝足了汤，再吃够了肉和菜，最后再吃小吃，那么我们可以吃进多样的食物而且还吃得有滋有味！

不吃东西我们能活多久？这要看个人情况而定。一个举止文静的人比起一个好激动的人要活得更久，因为他体内储存的蛋白质要消耗得更慢。

饥渴感能控制吗

你觉得渴时，你的喉部有一种干燥感；当你觉得饿时，你会有一种胃部空虚的感觉。但事实是，真正使你感到饥渴的，既不是喉部的感觉，也不是胃部的感觉。

你的血液在正常状态下即含有一定量的水分和盐分。身体组织也是这样。现在假定，因为某个原因，这种平衡被破坏了，你的血液便从身体组织中吸取水分以维持这个平衡。水分从组织移走这件事被你脑中的口渴中枢所感受到，于是口渴中枢往咽喉发送冲动，使那儿的肌肉收缩。肌肉收缩使你感到喉部发干，也体会到渴感。

饥饿感也起源于脑部。脑部有一个饥饿中枢，它对胃肠的活动起制动作用。血液中含有足够的营养物质时，饥饿中枢使胃肠的活动减慢。但如果血液中所含的营养素不够，则饥饿中枢做出应答，放松了闸门，于是胃肠活动加剧，我们便体验到饥饿感。这时我们的胃便唱“空城计”。

在某种程度上，我们能通过控制消耗的方法控制自己的饥饿感。人在安静状态下，身体里的蛋白质储备比激动或恐惧时维持得更长久些。

有的人经过训练后能很长一段时间不进食，他们使自己的意念高度集中，就如同有些人经训练后能做高难度动作一样，这样他们便能长时期内不吃东西。控制渴感似乎更难些，但靠自身的努力，人们能更好地耐受渴感。

为什么有的人会得“粗脖子”病

在远离海岸或居于高原地区的人，往往容易患“粗脖子”病（医学上叫“地方性甲状腺肿”）。这是什么原因呢？

最主要的原因是这些地区的饮水、食盐、蔬菜、粮食，甚至土壤中含碘量太少。

碘是人体内甲状腺组织合成甲状腺素不可缺少的一种原料，而甲状腺素是参与人体新陈代谢活动的极为重要的内分泌激素。人体好比是一架十分精密的机器，当体内缺少了碘，甲状腺素的生成、分泌都会减少，这时人体通过神经系统的调节机能，体内自动产生一种“信号”，使主管甲状腺素的两个部位——下丘脑和垂体兴奋起来。这样，甲状腺素的分泌量就增多，作用于甲状腺组织，使甲状腺在组织结构上发生变化，腺细胞由骰子状的正方体变成高大的长方体，以适应产生、分泌更多甲状腺素的需要。这样一来，甲状腺的每个细胞都变得高大了，整个甲状腺的体积也就增加了。因为甲状腺位于头颈的前面，所以形成了“粗脖子”。

为什么儿童多爱啃指甲

如果注意观察你周围的儿童，就会发现好多人都有啃指甲的坏习惯，尤其是 5 ~ 10 岁的儿童比例更高。

大多数儿童养成啃指甲的坏习惯，与心理紧张或不适当的教育有直接关系。

一些科学家指出，导致儿童喜欢啃指甲主要有以下一些因素：家庭不和睦，父母亲对子女提出过高的学习要求，儿童老是处于精神过度紧张的状态，或者经常受到老师的责备批评等。

当儿童出现频繁啃咬指甲的行为时，尤其是将指甲周围皮肤咬出血甚至出现炎症时，有些父母为了制止这种情况继续，常常采用打骂的惩罚措施，但效果往往并不好。

要想让儿童克服啃指甲的坏习惯，必须要从根本上找原因，分析他们周围的环境，并给予正确的指导。每当见到他们有意无意地啃咬起指甲时，可以让他们做一些模型制作或剪纸等有趣的手工活动，分散他们对指甲的注意力。

除此以外，还可以在医生指导下，对儿童进行手的松弛治疗，加强他们的自控能力，并对他们取得的每一点进步及时给予表扬鼓励，这一切都有助于儿童克服啃指甲的坏习惯。

小孩活泼好动就是多动症吗

有的孩子活泼好动，从早到晚，除了睡觉外动个不停，于是不少家长便感到担忧，认为孩子患了多动症。其实，儿童活泼好动是他们的天性，好动并非多动症，两者要仔细加以区别，以免影响孩子的身心健康。

医学上将儿童时期有多动、注意力分散，伴有性格及行为改变等症状，称为儿童多动症。多动症病因可能是遗传因素、脑损伤或环境因素等引起的。

为了便于家长识别儿童多动症，医学家们提出了以下几点判断标准：

（1）注意力不集中（至少具备以下三项）：①做事虎头蛇尾，难以完成一件多步骤的事

> **趣味点击　多 动 症**
>
> 多动症是儿童期常见的行为问题。本症有两大主要症状，即注意障碍和活动过度，可伴有行为冲动和学习困难。通常起病于6岁以前，学龄期症状明显，随年龄增大逐渐好转。部分病例可延续到成年。

情；②上课时不专心听讲；③注意力容易分散；④不能长时间集中注意力完成学校功课或其他工作；⑤参加一种游戏活动很难自始至终。

（2）易冲动（至少具备以下三项）：①做事前不加考虑；②过多地由一项活动转移到另一项活动；③不能有条不紊地工作（并非由于认知能力不足所致）；④常常在教室内大声叫喊；⑤集体游戏时不能耐心地等待轮换。

（3）活动过度（至少具备以下两项）：①过于频繁地奔跑或攀爬；②坐不住，或过度地坐立不宁；③不能静坐在自己的座位上（臀部离开座位）；④睡眠时身体也经常翻动；⑤一天动到晚，没有间歇。

（4）7 岁以前发病，病期在 6 个月以上。

（5）排除可能引起多动的其他原因，特别是精神发育迟缓、家庭教育问题以及行为问题等。

一旦确诊为儿童多动症，应采用改善环境、改进教育方法等方法综合治疗，并在医生的指导下服用抗多动症的药物。只要患儿、家长、老师和医生各方面积极配合，儿童多动症大多会明显好转，直至痊愈。

是什么造成反射活动的

你去看大夫的时候，他有没有过让你把一条腿搭到另一条的上面，然后用一个小橡皮槌敲你的膝？

大夫所做的就是测验你的反射活动。在这个例子中，测的是一个特殊反射叫作膝腱反射，因为小槌就打在膝盖下面的膝腱上。

小槌打在肌腱上时究竟发生什么事情了呢？一个刺激由肌腱上的一个感觉细胞传到脊髓，脊髓再传到一个运动细胞，运动细胞就向腿部肌肉放出一股动作电流。大腿肌肉就收缩了，就仿佛在自卫时要踢敌人的动作一样。

这个动作就是一个反射活动。换句话说，动作是自动的，我们并没有控制这个动作，因为这个动作并不是由脑子发起的。比如说，你上床然后闭上眼睛，你这是在做一种随意动作。可是如果有一小块土粒飞进你的眼里，你就会马上闭上眼也不管你自己是否想闭上。这种自动的动作就是反射。

所以我们可以给反射下个定义：身体对外界刺激的自动反应，它不受意志的影响。

这是怎么发生的呢？——脊髓是我们的反射活动的传递中心。感觉细胞由皮肤传送刺激直到脊髓，然后再由脊髓传递到运动细胞，这些运动细胞再发放电流到某些肌肉，使肌肉活动起来。神经冲动并不经过脑子。

人体神经系统完成的动作中有90%以上都是反射动作。

为什么有的传染病终身只能患一次

人们患某些传染病如天花、麻疹、白喉后，一般终身只患一次，这些病的病原体再次侵入机体后就不会再度引起疾病，其中的道理关键在于机体内有一套完整而功能正常的免疫系统存在。

知识小链接

天　花

天花是由天花病毒引起的一种烈性传染病，也是到目前为止，在世界范围被人类消灭的第一个传染病。天花是感染痘病毒引起的，无药可治，患者在痊愈后脸上会留有麻子，“天花”由此得名。

人体防御和消灭病原体是由非特异和特异的免疫防御反应协同作用的结果。每个人都具有非特异免疫功能，它不是针对某一种致病生物体的，而是人类在长期进化过程中，不断地和病原生物体做斗争而逐渐完善的。它主要由各种屏障结构、各种能够吞入并消灭病原生物的吞噬细胞、血液和组织中的多种抗菌物质如溶菌酶和干扰素构成。特异性免疫反应的形成是病原生物感染的结果，即人类患某种传染病后，常可抵抗同一种病原体的重复感染。这是因为人们产生了特异地抵抗某一种病原体的免疫力，这种抵抗的特异性主要决定于刺激人体的特异病原体，又称它为抗原，如病毒、细菌、寄生虫等均可成为抗原。抗原可刺激人体产生能特异地结合、中和抗原的物质，这种物质又称为抗体。因此如果某些病原体的抗原性较强，而且其抗原性和病原生物的型别始终不变，那么在机体感染一次这种病原体之后，当再次感染上此类病原体时，机体就会利用原先已形成的特异性抗体将病原体消灭，因此终身只能患一次同样的病。

什么是人体的亚健康

近年来，人们时常从报纸杂志上看到，某某著名科学家突然去世，有不少年龄还不到50岁。他们的医疗条件不会很差，他们的身体状况也没有明显的患病状态，但为何早早地离开了人间呢？这就牵涉到当前医学界提出的一个新概念——人体的亚健康。

健康的生活、爱情、奋斗是人生的三大主题，其中，健康应是人生之本。长期以来，人们对健康的判断标准，一直是以“生病”或“不生病”作为依据，因而医学研究的对象也仅仅是“病”和“病人”。随着医学的飞速发展，世界卫生组织提出了一个著名的健康新论点：“健康不仅仅是不生病，而且是身体上、心理上和社会适应上的良好状态。”

那么，什么是人体的亚健康呢？实际上它是指在健康人与病人之间的那种状态，也就是既非真正健康，又没有明显患病的一种特殊状态。处于这种状态的人看上去身体健康，但心理状态不佳，或对于工作、环境、社会的适应不良，或身体的组织器官已经有病变，只不过没有出现疾病相应的症状而已。更可怕的是，处于亚健康的人对自己身体的健康状况一无所知。因而，这些人不会采取必要的保护和调节措施加以纠正。

由于现代的生活节奏变得越来越快，不少科学家认为，当前世界上有一半的人处于这种亚健康。因此，我们每个人都应提高对人体亚健康的认识，要重视保健，平时多参加各种体育锻炼，讲究饮食卫生，定期去医院做健康检查，使自己具有一个强壮的体魄和健康的心理。

为什么计算机能诊断疾病

这得从它的工作原理说起。首先，计算机应建立病史库，所谓病史库就是由医生事先将各种疾病的症状、体征及实验室检查和治疗方法等众多指标按一定程序输入计算机。当病人来就诊时，只要将病人的症状、体征和实验室检查等指标输入计算机，计算机便根据这些指标自动地在病史库中寻找匹配。一旦找到匹配，它就会输出结果，告诉操作者病人是患了什么毛病，应如何治疗。例如，一位前来就诊的病人脸色苍白，经常感到头晕、眼花、注意力不集中，并有肝脾肿大的症状。实验室检查的结果为，血红蛋白和红细胞减少，血清铁蛋白降低。把这些病史资料输入计算机，经计算机处理，发现与计算机病史库内缺铁性贫血的指标相匹配，于是，计算机就会立即做出“诊断”：病人患了缺铁性贫血。

由此可见，计算机诊断疾病，实际上是由医生将各种疾病的诊断标准按一定的程序输入计算机，再与病人的症状、体征和实验室检查结果相对照，如果两者指标相匹配就能做出诊断。所以，诊断疾病的关键，实际上还是医生。

为什么有些验血需空腹进行

验过血的人都知道，有些验血项目，如血糖和血脂等，要求病人在第二天清晨空腹时来抽血化验。

由于每种化验采用的检测方法不同，正常值也各异。而正常值的数据是经过对大量正常人抽取的空腹血测定得来的，因空腹时机体相对地处于基础代谢状态，能排除食物等因素的影响，且情绪也较稳定，所以能反映人体血液中的真实情况。因此，我们对病人进行某项血液检查，也应该抽取空腹血检查，这样的检测结果才具有可比性，才能真正反映病人的实际情况，为诊断疾病提供有价值的证明。

如果进食后验血，食物被消化后，食物中的某些成分进入血液，会使血液中某些成分的浓度增高，这样检测的结果就可能不准确。

在以前，需要空腹验血的项目有很多，但随着验血技术的现代化，检测血液的方式发生了变化，所以，像肝功能、肾功能等验血项目，已渐渐不要求空腹进行了。也许，随着今后的医学发展，空腹验血将成为历史。

青少年染上毒瘾的原因有哪些

（1）好奇。在某些青少年业余时间出入的网吧、卡拉 OK 厅、迪厅等场所，频频出现摇头丸、海洛因的诱惑。有的人追求所谓时髦、激情、飘飘然的感觉，于是禁不住去尝试。而毒品的特点是只要有了第一口，就难以自拔了。

（2）轻信、受骗。有些毒贩将毒品伪装为保健品，鼓吹其如何健身、提神、益智等等。许多青少年遇到这类陌生的“推销员”，贪图人家“白送”的第一口，然后一发不可收拾。

（3）精神空虚。少数不求进取、缺乏生活情趣、不善与他人沟通的青少年，容易到处寻求“刺激”。一旦寻上毒品，开始是感到兴奋，接着就陷入毒坑了。

（4）他人的不良影响。青少年吸食毒品往往形成团伙。最先是团伙中有个别人吸毒，在其怂恿下其他人也相继加入吸毒队伍。

每个人都有权选择自己的人生，但选择毒品无疑就是选择了疾病和死亡。

海洛因怎样危害身体

海洛因被称为世界第一“硬性毒品”，其毒性为鸦片的几十倍。各种毒品中，海洛因成瘾最快，连食几次，甚至一次就可上瘾。海洛因既有精神依赖性，也有身体依赖性。身体依赖性表现在吸毒者毒瘾发作时出现难以忍受的全身肌肉疼痛，全身肌肉抽搐、震颤，眼泪鼻涕齐流，难受得在床上、地上翻滚。越有瘾越吸，越吸毒瘾越大，越吸毒瘾发作间隔时间越短，吸食量越来越多，中毒越来越深，形成恶性循环。

海洛因对健康的损害有以下几个方面：

（1）消化系统。海洛因中毒使胃括约肌增强收缩，胃肠平滑肌张力增强，蠕动频率降低，消化能力减弱。食物在胃肠道内的前进速度变慢，胆汁、胰液的分泌减少，肝细胞受损，转氨酶升高，食物消化吸收率降低，食欲明显下降，不思饮食。这就是海洛因“瘾君子”们日益消瘦成为“大烟鬼”的主要原因。

（2）循环系统。由于海洛因使人体内组胺释放增多，血管扩张，因而血压下降，出现低氧分压，血液二氧化碳分压升高，心悸，由于缺氧而致全身紫绀、心率减慢、脉搏细弱、脑血管扩张、颅内压升高，常因此而致死亡。

（3）呼吸系统。海洛因抑制呼吸中枢，使呼吸频率下降、幅度变小，肺水肿，导致呼吸功能衰竭，因而血中氧减少、二氧化碳增加，导致全身紫绀，是造成死亡的主要原因之一。

此外，海洛因还可致瞳孔缩小、皮肤湿冷、顽固性失眠、体温下降、骨骼肌松弛、尿少及尿潴留等症状。中毒严重者可致昏迷甚至死亡。

人的体力有没有限度

要弄清楚人的体力有没有限度，就得先从人的体力从哪里产生谈起。

人体是一个整体，是在中枢神经系统的支配下完成各种活动的。人在运动时，肌肉必然消耗能量，能量的来源首先是身体里的糖原。糖原在运动过程中，发生一系列变化，产生乳酸；乳酸多了，就会促使肌肉局部疲劳。因此，在运动时需要很多氧气来分解乳酸，在氧的作用下把乳酸分解成水和二氧化碳。一个短跑运动员，在跑完100米的时间里，大约需要7升氧。可是肺在20秒钟里最多只能供应1.5升，在10秒钟里连1升也供应不上，离实际需求还差得远哩！这些“赤字”从哪里补充呢？首先是靠机体原来的“储蓄”——肌肉内的肌红蛋白。肌红蛋白可以储存氧气，需要时立即放出，但储存量很有限，一旦用完只好“欠债”。乳酸不能充分氧化，于是大量堆积下来。等运动之后，再大量吸入氧气，慢慢补偿。这样，从局部的能量来源看，是有一定限度的。也就是说，人体不可能无限度地工作，到一定限度就会疲劳。

基本小知识

乳酸

乳酸纯品为无色液体，工业品为无色到浅黄色液体。无气味，具有吸湿性，能与水、乙醇、甘油混溶，不溶于氯仿、二硫化碳和石油醚。

再从中枢神经系统的工作能力来看，它是人体中最娇嫩的部位，在短时间内没有氧气，就会发生严重的危险。运动时虽然不会产生氧气完全供应不上的现象，但在人体消耗氧气和糖原很多的情况下（特别是进行耐力练习时），中枢神经系统（特别是大脑皮质）就会逐渐产生疲劳，慢慢地影响人体的工作能力。

同样，内脏器官在神经系统的支配下，也不可能无限制地工作下去。工作到一定程度，它们的工作能力就会从高水平逐渐下降，最后产生疲劳。

这样，就每个人来看，其生理机能都有个相对的极限。随着经常的锻炼，这个极限可以扩大，但还是有一定限度的。

为什么多数人右手比左手力气大

从表面上看，人体似乎是左右匀称的，其实不然。如果通过前后方向的正中面把身体分为两半，就会发现这两半内的细微结构不一样的地方很多。

在日常生活中，人们大都习惯用右手劳动、写字、拿筷子、提东西、打球等。据统计，有95%～98%的人习惯用右手。生理学把这种现象叫作“右利”现象。

右手不论在力气、体积或重量上，都比左手大。右手比左手发达，甚至还影响到右腿比左腿发达。那么，人们究竟为什么都习惯用右手呢？

据生物学研究，人们习惯于用右手，是在长期的劳动中渐渐养成的。在很早的石器时代，人们成群结队，手里拿着石斧、石矛同野兽搏斗。在交战时，人们本能地弯着左手来保护胸膛左侧的心脏，而用右手拿着武器冲向野兽。从1000多年前遗留下来的古希腊的壁画中，也能看到这种情况：人们用右手握着矛，而左手拿着盾。

在漫长的岁月里，人们经常使用右手，即使有时儿童也用左手执笔书写或拿筷子吃饭，而老师和家长总是让他改过来。渐渐地“右利”的现象就不仅是后天的习惯，而成了先天的遗传了。

在人们的身体中，各部位通向大脑的神经道路是在中途交叉的，即右手由大脑左半球管理，左手由大脑右半球管理。由于人们经常使用右手，渐渐地人们左边的大脑半球的灵敏性也就比右边的稍高些，而这又反过来促使人们更经常地使用右手，使右手比左手的力气渐渐大起来了。

为了尽量做到平衡发展，在运动和劳动中适当注意多用左手是必要的。

为什么少儿学游泳快

少年儿童学游泳学得快是有科学根据的。大人学游泳，主要一关是怕水；而小孩不但不怕水，还喜欢玩水。他们也没有像成人那样形成许许多多对水的不良条件反射，所以他们能很快地适应水，学会游泳。

少年儿童的神经系统可塑性大，机敏灵活，这也是他们容易学会游泳动作和容易熟悉水性的一个原因。

少年儿童的骨骼轻，骨质中内含的无机物少，肌肉也比成年人轻（成年人肌肉的重量占体重40%左右，而少年儿童只占30%左右），所以少年儿童的比重比成年人小。比重愈小，浮力愈大；浮力越大，则游起来就越轻便、越省力。

少年儿童正处于生长发育期，身体纵向的发育超过横向的发育，因此身体的横截面小，在水里游进的阻力也小。这就弥补了小孩肌肉力量之不足，可以用较小的力量获得较高的游进速度。

另外，少年儿童的柔韧性比成人好，有利于掌握技术动作。譬如，他们做蛙泳两脚外翻的动作时就比成人容易，蹬水夹水的效果要好。

所以从身体特点来看，少年儿童不但适合游泳，而且能够学得快、掌握得好。

为什么运动时关节会咯吱咯吱地响

人体中，骨与骨通过结缔组织、软骨组织及骨组织的作用而相连在一起，这叫作骨连结，在形式上可分为无腔隙骨连结和有腔隙骨连结两大类。我们通常把有腔隙的骨连结称之为关节（即动关节），如肩关节、肘关节、膝关节、踝关节等。构成关节的主要结构有关节面、关节囊和关节腔。关节面表面覆盖着一层关节面软骨，运动时，可减轻震动和冲击。关节囊分泌滑液流入关节腔，可减少关节面的摩擦。另外，由于形成关节的两个关节面存在着大小的差异性，关节腔内还有不同形状的关节内软骨，它作为关节辅助结构的一部分，作用是保证关节面彼此能够很好地适应，同时还可以减缓冲撞和震动。

人在运动时，有时关节会发出咯吱咯吱的响声，就是这种关节内软骨发出的。当关节的运动从一种形式突然变换成另一种形式时，关节内软骨所受的压力和张力也随之突然改变，就会发出响声。另外，除肩关节外，其他关节在旋转时，都受到很大的局限性，因此，关节在受到旋转力的作用时，关节软骨就会与骨在旋转时发生碰撞和横向挤压。有时力的作用较大，关节软骨在适应关节运动的同时，也会发出咯吱咯吱的声响。

足球队员组成人墙时为什么要捂住下腹

足球比赛经常能见到罚任意球的场面：一方的队员在自己的球门前排起一道人墙，以阻挡足球射入球门。这时你会发现，组成人墙的足球队员大多会用双手捂住下腹部，这样做有什么道理呢?

原来，罚任意球的位置与人墙的距离很近，当足球队员将任意球一脚踢出，不仅力量大，而且球速极快，组成人墙的防守队员通常无法迅即做出反应。由于人的腹腔中有许多重要的脏器，如肝、脾、胃、胰和肾脏等，而腹壁仅为皮肤和肌肉，一旦足球射中腹部，不仅会造成腹部剧烈的疼痛，而且可能引起内脏器官的损伤，甚至出现肝脾破裂等严重后果。此外，男性球员的下腹部有阴茎和睾丸等外生殖器，这些特殊的组织无任何保护装置，一旦被足球射中，其后果更不堪设想。

为什么短跑易拉伤大腿后肌

被动拉伤：当后蹬结束，摆动腿向前上方高抬大腿时（这时膝关节呈屈状)，大腿后群肌肉就被拉得很长。如果动作不协调、疲劳或准备活动不够，致使肌肉放松得不完全，就容易造成被动拉伤。其他像发展柔韧性的压腿、踢腿等练习所造成的大腿后群肌的拉伤，也都属于被动拉伤。

主动拉伤：在赛跑途中，运动员大腿屈曲用力做“扒地”动作，使髋关节伸直。这时，如果大腿后群肌肉力量不够或者疲劳，以及准备活动不充分，也能造成肌肉拉伤，这时大腿后群肌肉是积极参与伸髋动作的，所以这种拉伤叫主动拉伤。

这类拉伤多是一次造成的，有时在损伤的当时可听到撕裂声。肌腱拉伤或肌肉止点（肌肉与坐骨结节连接处）拉伤时，多数人不敢坐。较轻的病例，一般走路时不痛，只在做摆腿及后蹬扒地动作时痛；重症者走路也痛，并出现跛行。如果是肌肉断裂，则常伴有皮下出血及肿胀。

预防大腿肌肉拉伤的办法：首先重视大腿后群肌肉的力量训练及放松能力的训练；其次是练习前做好准备活动，在练习中还要避免局部过度疲劳。治疗大腿肌肉拉伤可采用按摩、药物和理疗等方法。受伤后应减少跑的练习，随着拉伤的好转再逐渐增加运动量。

煤气中毒是怎么回事

人体全身各处所需要的氧气都是由红细胞从肺部输出的，红细胞整天忙忙碌碌，功劳可大了。可是有一个“坏蛋”专门跟红细胞过不去，那就是一氧化碳。煤气中的主要成分就是一氧化碳。一氧化碳一旦被我们吸入肺里，就会去找红细胞，找到红细胞后，一氧化碳就与红细胞中的血红蛋白牢牢地结合在一起，怎么也不分开。红细胞的血红蛋白被这个坏蛋“霸住”了，就无法与氧气结合，也就无法运输氧气了。如果所有的红细胞中的血红蛋白都被一氧化碳“霸住”了，那么人体的组织就会缺氧。我们的大脑最怕缺氧，只要一会儿时间，大脑的功能就会永远地失去，也就是死亡。而且一氧化碳还一点气味都没有，往往在你不知不觉中就使你中毒。

广角镜

一氧化碳是有毒性的

一氧化碳进入人体之后会和血液中的血红蛋白结合，由于一氧化碳与血红蛋白结合能力远强于氧气与血红蛋白的结合能力，进而使能与氧气结合的血红蛋白数量急剧减少，从而引起机体组织出现缺氧，导致人体窒息死亡。因此一氧化碳具有毒性。

晕车是怎么回事

坐车遇到道路不平，上下颠簸，人体失去平衡，很容易晕车。

人体的平衡，是靠耳朵里的3根骨质小管控制的。这些骨质小管叫半规管，位于内耳深处，管内充满液体，管底布满末梢神经。3根骨质小管，一根垂直、一根平卧、一根斜立。

平时，人体稍稍摇动，管内液体流动，末梢神经受到刺激，把新的平衡状况的信号传给大脑。坐车遇到道路不平，人体上下颠簸太厉害又太久，半规管受到刺激太大，管内液体长时间撞击末梢神经，引起神经调节紊乱，于是出现头晕、恶心、呕吐等症状。

人的平衡系统有两个：一个是眼睛平衡系统，一个是耳平衡系统，在晕车的时候，因为人在车内，平衡系统调节不过来。

解决方法除了提前吃晕车药解决一时外，关键还是锻炼。方法有二：（1）加强身体锻炼。心肺功能增强了，平衡系统的调节能力也会增强，能够确保更长时间不晕车。（2）眩晕训练，自己转圈，或者坐在旋转木马上，经过长时间的循序渐进的锻炼，平衡系统会得到充分的锻炼，最后就一点儿也不晕车了。

为什么要破译人类基因秘码

今天，许多杰出的科学家在研究这样一个课题——破译人类基因秘码，绘出一张精确的人类基因图。然而有不少人会问，即使我们攻克了这个难关，对人类的生存又能带来什么实际的意义呢？

现代遗传学告诉我们，基因是遗传的基础，由脱氧核糖核酸（DNA）组成，它决定人体的各种性状，例如亚洲人有黑眼珠，而欧洲人则长着蓝眼珠，眼珠的不同颜色，就受到基因的控制。

不仅如此，人类所患的疾病有许多是基因病。基因与疾病有密不可分的关系。可以这样说，单基因病是因为某个基因的结构发生变化而引起的，最典型的例子就是镰刀状细胞贫血。而多基因病则是多个基因结构改变而引起的，例如肿瘤、高血压等。

正因为如此，如果掌握了人体中每一个基因的结构，以及与它所对应的一种性状或一种疾病，不管病人患什么病，只要克隆出与这种病对应的基因，就等于拿到了治病的秘方。科学家渴望破译人类基因的所有秘码，其重要意义就在于此。

为什么人不能活到自然寿命

生长、发育、衰老、死亡是人类生命的必然过程，有关“长生不老”的美好愿望，仅仅是故事中的神话。从理论上说，人类应该活到自然寿命，但在现实生活中，却很少有人活到这样的高寿，这是因为，寿命的长短与自然环境和疾病等因素有关。

人的自然寿命应该是多少？许多科学家认为，哺乳动物的寿命 = 性成熟期 ×（8 ~ 10），人类的性成熟期约 14 年，由此推算人的寿命 = 14 年 ×（8 ~ 10）= 112 ~ 140 年，也就是说人的自然寿命应该是 112 ~ 140 岁。那么，是什么因素影响了人类的寿命呢？

原因是复杂的、多方面的，而且还与人独有的生理特点有关。比如说，人类直立行走，加重了脊柱的负担，头部大脑的高位运动，容易引起缺血缺氧，导致脑和心血管病。另外，人的胸式呼吸限制了肺活量。加上日益舒适的生活环境，精而又精的饮食，使得人类血液循环功能大大降低，吞食能力、消化功能也越来越差。这样，人的生理就无法保持在一个自然的状态，也就难以活到自然寿命了。

人类可以克隆自己吗

从理论上讲，克隆了绵羊，也克隆了牛，克隆人也是可行的。绵羊和人类都是属于哺乳类动物。克隆绵羊的无性繁殖技术同样可以运用到人类自己的身上。但是，对于克隆人的问题，科学界在目前存在着巨大的争议。赞成克隆人的人认为，克隆人体对不孕的夫妇来说是一个福音，可以使他们提高怀孕率；对人体器官移植也大有好处，等于开辟了一个提供器官的广阔天地。每个人在他出生的时候，就拥有一个妥善保存着的复制品，以后，身体的哪一个“零件”——器官坏了，克隆的胚胎就成了一个备用的仓库。

克隆人体胚胎的技术也为望子成龙的父母提供了希望。假如他们能得到一个高智商人的胚胎细胞，孕育成自己的孩子，不就可以生出一个“小天才”了吗？

人体克隆的实验，还可以实现一些人“长生不老”的梦想。当一个人的人生道路即将走完的时候，他可以赶快请科学家将他的克隆胚胎生出来。他会将自己这一辈子的经验和教训、甜酸苦辣的各种体验用计算机磁盘“拷”下来，传给下一个自我。这样，他不就是寿与天齐了吗？

反对克隆人的人也各有各的理由。克隆成功多莉羊的威尔穆特先生说过，在多莉羊的诞生过程中，动用了 3 个“假妈妈”，总共使用了 277 个卵子，其中只有 29 个发育到了可植入的阶段，经过了大量的科学技术处理，最后培育而成的绵羊只有一个。如果在人身上做这样的实验，会遇到许多意想不到的问题和麻烦。就说卵子吧，一个育龄妇女一个月只排一个，而且这个卵子克隆成功的机会很小，可见这需要多少人参与试验哪！

科学家还认为，用无性繁殖的方法复制人，将会使人类失去遗传基因的多样性，从而对人类这一物种的生存起破坏的作用。克隆人是对人的生命个体的“独特的基因型权利”的侵犯。人应该热爱自己独特的生命形式，也应该接受个体自然的死亡，这是保护个性的特征和人格尊严。

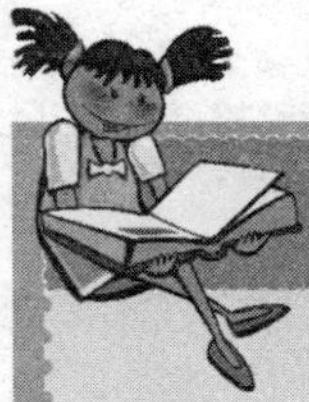

拓展阅读

克　隆

克隆是指生物体通过体细胞进行的无性繁殖，以及由无性繁殖形成的基因型完全相同的后代个体组成的种群。通常是利用生物技术由无性生殖产生与原个体有完全相同基因组织后代的过程。

另外，社会学家还认为，克隆人会对现有的伦理、家庭结构和社会秩序产生冲击，将传统的亲情、家庭责任和社会义务丢失……这一切都是不可思议的。

在这场众说纷纭的争论中，反对者的呼声占了主导地位。1997 年 11 月 11 日，联合国教科文组织大会在法国巴黎，通过了指导基因研究的道德准则文件——《人类基因宣言》，要求禁止克隆人，以及其他损害人类权利和尊严的科研行为。